本书是重庆市社会科学规划项目"健康老龄化战略下慢性病老人的社区整合护理保障体系研究"（2023NDYB105）的阶段性研究成果和重庆市社会科学规划专项课题"特殊人群、特殊疾病的医药费用豁免制度"(2020WT07)的后续成果。

健康老龄化背景下社区老年人群医疗救助机制研究

皮 星　何孝崇　等○著

西南财经大学出版社
Southwestern University of Finance & Economics Press
中国·成都

图书在版编目(CIP)数据

健康老龄化背景下社区老年人群医疗救助机制研究/皮星等著.—成都:
西南财经大学出版社,2024.5
ISBN 978-7-5504-6183-3

Ⅰ.①健… Ⅱ.①皮… Ⅲ.①社区—老年人—医疗保健制度—研
究—中国 Ⅳ.①R199.2

中国国家版本馆 CIP 数据核字(2024)第 089506 号

健康老龄化背景下社区老年人群医疗救助机制研究
JIANKANG LAOLINGHUA BEIJING XIA SHEQU LAONIAN RENQUN YILIAO JIUZHU JIZHI YANJIU
皮星 何孝崇 等著

责任编辑:植苗
责任校对:廖韧
封面设计:何东琳设计工作室
责任印制:朱曼丽

出版发行	西南财经大学出版社(四川省成都市光华村街55号)
网 址	http://cbs.swufe.edu.cn
电子邮件	bookcj@swufe.edu.cn
邮政编码	610074
电 话	028-87353785
照 排	四川胜翔数码印务设计有限公司
印 刷	郫县犀浦印刷厂
成品尺寸	170 mm×240 mm
印 张	10.75
字 数	183 千字
版 次	2024 年 5 月第 1 版
印 次	2024 年 5 月第 1 次印刷
书 号	ISBN 978-7-5504-6183-3
定 价	68.00 元

前　言

　　两千多年前，孟子曾说："老吾老，以及人之老。"他告诫我们：在赡养孝敬自己的长辈时，不应忘记社会上其他与自己没有亲缘关系的老人。这不只是中华优秀传统文化中所蕴含的道德理念，以及与人为善、助人为乐等美德，更是建设中华民族现代文明的题中应有之义。随着全球人口结构的变化，老龄化趋势日益明显，一方面给社会带来了诸多挑战，另一方面也为健康产业带来了前所未有的发展机遇。老龄化社会意味着庞大的老年人口群体，这一群体对于健康、医疗、康复等方面的需求日益增加。这种需求不仅体现在对疾病的预防和治疗上，更体现在对生活质量、精神文化需求的提升上。因此，健康产业在老龄化背景下，有着巨大的市场空间和发展潜力。随着老年人口的增加，他们对医疗服务的需求将更加多样化和个性化。这就要求医疗机构提供更加全面、细致的医疗服务，包括定期体检、慢性病管理、康复护理等。同时，远程医疗、智能医疗等新型医疗模式也将得到更为广泛的应用，以满足老年人口对于便捷、高效医疗服务的需求。

　　2020 年我国第七次人口普查的统计显示，我国 60 岁及以上老年人口总数为 2.64 亿人，而 65 岁及以上老年人口总数也高达 1.91 亿人，占总人口数的比例分别为 18.7% 和 13.5%，表明我国已经进入深度老龄化社会。预计到 2050 年年底，我国老年人口数量将突破 4.85 亿人，占比达到 35%，仅次于日本和德国。因此，国家通过推进健康老龄化战略积极应对人口老龄化，以解决全社会的老年人健康生活问题。健康老龄化是以老年人健康需求为导向优化供给侧结构性改革，政府部门既要深化医疗体制改革来取得成果，又要落实落细国家健康老龄化规划的顶层设计和制度安排，同时还需要各地针对辖区老年人的"急难愁盼"问题，制定和出台有针对性的政策措施。其中，完善社区老年人医疗救助制度，就是推动健康老龄化的重要一环。

　　我国老年人口的快速增加带来了更大的老年人医疗需求，但是受到社会转型、城乡差异、收入分配差距和家庭结构变化等因素的影响，老年人的经济水平和享受的医保水平参差不齐，导致部分低收入老年人在就医时面临较大的压力。

2022年8月30日，第十三届全国人民代表大会常务委员会第三十六次会议审议通过了《国务院关于加强和推进老龄工作进展情况的报告》。该报告从老龄政策法规体系不断完善、养老服务体系建设持续加强、老年健康服务体系建设扎实推进、老年人社会参与持续扩大、老年友好型社会建设稳步推进、银发经济发展环境不断优化七个方面全面总结了我国老龄工作取得的成就；同时，针对老龄工作中存在的问题，还从进一步加强老龄法制建设、完善社会保障体系、加快推进养老服务体系建设、健全完善老年健康服务体系、积极促进老年人社会参与、大力推进老年友好型社会建设、加快推动老龄产业发展、完善老龄工作保障体系八个方面提出了下一步工作计划。

2023年12月15日，民政部与全国老龄工作委员会办公室联合发布的《2022年度国家老龄事业发展公报》显示：截至2022年年末，全国城市特困人员救助供养达35万人，其中60周岁及以上老年人有22万人；全国农村特困人员救助供养达435万人，其中60周岁及以上老年人有346万人。另外，全国共有912万名60周岁及以上的老年残疾人领取残疾人两项补贴，占领取残疾人两项补贴总人数的46%。这些数据只是冰山一角，低收入老年人、慢性病老年人和特病老年人等困难人群非常需要额外的医疗救助，才能及时就医和提高生命质量。

本书主要针对健康老龄化背景下社区老年人群医疗救助展开研究。随着全球经济和人口的发展，中国也不可避免地面临人口深度老龄化的挑战。人口深度老龄化不仅意味着人口结构的改变，还涉及老年人的健康问题和福祉问题。因此，如何有效应对人口老龄化、促进老年人的健康老龄化，成为一个重要的课题。

本书共有七章，具体内容如下：

第1章绪论，首先介绍了研究的背景、目的和意义，其次重点分析健康老龄化背景下社区老年人医疗救助机制的研究内涵和主要内容，并介绍了研究的思路和方法，最后指出研究的技术路线和创新之处。

第2章社区老年人群医疗救助机制涉及的相关前沿理论，主要介绍健康老龄化背景下社区老年人医疗救助机制研究所涉及的各种基础理论，以拓展研究的理论思维纵深。

第 3 章国内外老年人群医疗救助机制的研究述评，主要是通过对国内外的学术理论研究进行梳理，了解国际研究的最新进展，掌握国内外研究的长处和不足，抓住研究问题的主要矛盾。

第 4 章国外社区老年人群医疗救助机制发展的现状研究，针对美国、德国、法国、英国等部分国家健康老龄化背景下社区老年人医疗救助机制实践的现状进行分析，了解国际医疗救助实践的最新进展，丰富本书的基本研究思路。

第 5 章国内社区老年人群医疗救助机制发展的现状研究，探索了关于国内社区老年人群医疗救助机制的现状，剖析深层次问题，并对社区老年人群医疗救助机制的现实状态做出评价。

第 6 章社区老年人群医疗救助重要领域的主要障碍及案例研究，聚集慢性病老年人社区整合护理、老年人疾病经济负担和社区老年人群心理治疗三大领域，通过案例分析，理论联系实际，厘清各个领域开展医疗救助的主要根源及障碍。

第 7 章社区老年人群医疗救助机制的政策建议，围绕社区老年人群医疗救助存在的主要问题与难点，运用机制设计理论和相关基础理论，探讨可操作的系统性政策方案。

本书由皮星、何孝崇、谭华伟、唐德祥共同完成。其中，何孝崇负责撰写第 1~3 章，谭华伟负责撰写第 4 章，唐德祥负责撰写第 7 章，皮星负责撰写第 5 章和第 6 章以及全书的总体构思。

本书是重庆市社会科学规划项目"健康老龄化战略下慢性病老人的社区整合护理保障体系研究"（2023NDYB105）的阶段性研究成果，以及重庆市社会科学规划专项课题"特殊人群、特殊疾病的医药费用豁免制度"（2020WT07）的后续成果。希望本书的研究对解决社区老年人群"看病难、看病贵"的问题有所帮助，从而缓解"因病返贫致贫"的难题，丰富我国多层次社会保障体系研究，拓展我国医疗体制改革的新思路，丰富"健康中国战略"的研究内容。希望本书的研究，能够为提高社区老年人的医疗救助水平、促进健康老龄化进程做出贡献。

皮星

2024 年 3 月

目　录

1 绪论

1.1 研究背景

从全球经济与人口的发展规律来看，当一个国家的经济持续发展，必然会出现人口生育率降低和人均寿命延长导致的人口老龄化问题。根据1956年联合国《人口老龄化及其社会经济后果》确定的划分标准，当一个国家或地区65岁及以上老年人口数量占总人口比例超过7%时，则意味着这个国家或地区进入老龄化社会。1982年在维也纳召开的维也纳老龄问题世界大会也明确指出，当60岁及以上老年人口占总人口比例超过10%时，就意味着这个国家或地区进入严重老龄化社会。

2020年我国第七次人口普查的统计显示，我国60岁以上老年人总数为2.64亿人，而65岁以上人口总数也高达1.91亿人，占总人口的比例分别为18.7%和13.5%，表明我国已经进入深度老龄化社会。

在老龄人口不断增长的同时，我国的人口出生率持续走低，在开放三孩政策、鼓励生育的大背景下，人口净增长仍持续下降。2021年的国家统计局数据显示，我国出生人口总数为1 062万人，人口出生率为7.52‰，自然增长率为0.34‰。我国人口出生率创下1949年以来的新低，人口自然增长率也是1961年以来首次降到1‰以下，已经严重低于国际警戒线。

在不远的将来，中国老龄化程度仍会加重。20世纪80年代的"六个大人供养一个小孩"，更多地将变成当下"两个孩子"赡养"四个老人"，越来越多的老年人如何老有所养、老有所乐、老有所学、老有所为成为我们不得不面对的时代课题。

有效应对我国人口老龄化，事关国家发展全局，事关亿万百姓福祉，事关社会和谐稳定，对于全面建设社会主义现代化国家具有重要意义。

习近平总书记对老龄工作高度重视，强调"把积极老龄观、健康老龄化理念融入经济社会发展全过程"。

应对人口老龄化和健康问题，整合健康和社会照护系统，帮助老年人改善与维持良好的功能状态，健康老龄化不仅成为全球战略目标，也是我国"健康中国"战略的首要目标。1990 年，世界卫生组织（World Health Organization，WHO）提出将"健康老龄化"作为应对人口老龄化的发展战略。2015 年 10 月，WHO 发布了《关于老龄化与健康的全球报告》，将健康老龄化定义为"发展和维护老年健康生活所需的功能发挥的过程"，倡导以疾病治疗为主的服务方式向以老年人为中心的整合型的服务模式转变，提出要提供以老龄人群为中心的医疗卫生服务，建立起面向老龄人群需求和偏好的系统，所提供的服务也应照顾老龄人群并与家庭和社区密切合作；不同水平及不同服务类型之间，以及医疗卫生服务与长期保健之间应当实现整合。

健康老龄化是我国的国家战略。《"健康中国 2030"规划纲要》提出实现健康老龄化。《"十三五"国家老龄事业发展和养老体系建设规划》等文件都提到了健康老龄化。2017 年 3 月，《"十三五"健康老龄化规划》正式定义了"健康老龄化"概念，规划要求"以维护老年健康权益和满足老年健康服务需求作为出发点和落脚点，大力推进老年健康服务供给侧结构性改革，实现发展方式由以治病为中心转变为以人民健康为中心，服务体系由以提高老年疾病诊疗能力为主向以生命全周期、健康服务全覆盖为主转变，保障老年人能够获得适宜的、综合的、连续的整合型健康服务，提高老年人健康水平，实现健康老龄化，建设健康中国"。其发展目标之一为"基本形成有序衔接、综合连续的老年健康服务体系，为老年人提供综合连续的整合型服务，基本满足老年人健康服务需求"。

让老年人拥有一个幸福的晚年，必须把健康老龄化摆在突出位置。健康不仅是保障老年人独立自主和参与社会的基础，健康状态好坏更是衡量老年人晚年生活是否幸福的重要指标。促进健康老龄化，既是积极应对人口老龄化最核心的问题，也是积极应对人口老龄化的长久之计。

社区老年人群尤其是社区内的独居、空巢、留守、失能、重残等特殊困难老年人，非常需要医疗救助来解决其健康问题，这也是当下健康老龄化的重要现实问题。

社区老年人群的医疗救助是指政府为了帮助困难的社区老年群众在生

病时能够恢复身体健康，从资金、制度等各个方面为老年人群中的患病者提供其所需的基本医疗卫生服务，实现"病有所依，老有所靠"。社区老年人群的医疗救助是对困难的社区老年群众进行的救助，是社会保障制度中的重要组成部分，更是健康老龄化战略不可或缺的重要一环。

2020 年 2 月 29 日，习近平总书记在《求是》上首次提出"要探索建立特殊群体、特定疾病医药费救助制度，有针对性免除医保支付目录、支付限额、用药量等限制性条款，减轻困难群众就医就诊后顾之忧"。习近平总书记的重要论述为探索社区老年人群的医疗救助制度指明了基本路径、主要内容和制度目标，为制度创新的实践探索提供了基本方向。

2020 年 3 月 5 日，中共中央、国务院对外发布了《中共中央 国务院关于深化医疗保障制度改革的意见》，正式将"探索建立特殊群体、特定疾病医药费救助制度"纳入政策设计。以重大突发疫情应对为契机探索建立医药费救助制度，不仅有利于健全我国老年人群医疗救助制度中尚无重大突发疫情医疗救治保障的相关内容、实现我国医保基金对重大突发疫情医疗救助临时性转向长期化和制度化，还将进一步深化社区老年人群医疗救助政策的托底功能、强化医疗救助制度的底线作用。

1.2 研究目的和意义

研究的主要目的有三个：一是构建重庆市社区老年人群医疗救助制度的理论分析框架；二是定量评估重庆市社区老年人群医疗救助制度实施的现状水平；三是制定重庆市社区老年人群医疗救助制度总体推进方案，为重庆市相关部门提供决策建议。

探索社区老年人群医疗救助制度，可以有效解决社区老年人群"看病难、看病贵"的问题，缓解"因病返贫致贫"的难题，丰富我国多层次社会保障体系研究，拓展我国医疗扶贫的新思路，丰富"健康中国"战略的研究内容。

1.3 研究内容

1.3.1 研究对象

本书的主要研究对象是社区老年人群。社区老年人群主要包括医疗救助制度、健康扶贫界定的弱势群体，以及在重大突发疫情下的感染者；社区老年人群的医疗救助疾病主要包括重大突发传染病、重大疾病、慢性病三类。

1.3.2 总体框架

本书按照"立足现实→厘清问题→破除障碍→寻找对策"的逻辑展开研究。

1.3.2.1 医疗救助国际经验的比较研究

本书对英国、澳大利亚、美国、日本、德国、法国等发达国家医疗救助的相关案例进行比较研究，重点关注救助目标、救助人群、救助特定服务或疾病、救助方法、救助程序、救助与财政保护、救助与基本医疗保障、救助与灾难性卫生支出、影响救助的因素等基本要素，系统开展 WHO 的免费医疗（free health care，FHC）政策与欧美国家用户付费框架下医药费用救助政策的比较研究。

1.3.2.2 重庆市社区老年人群医疗救助现状及问题归因研究

根据重庆市医疗救助和健康扶贫政策界定的社区老年弱势群体对象，本书梳理了不同人群限额门诊额度、共付门诊额度、住院救助比例、普通疾病住院封顶线、重大疾病救助封顶线、大额救助起点线、大额救助封顶线、基本药品目录自付比例等要素；比较分析不同人群医疗救助和健康扶贫后，个人自付费用和家庭灾难性支出发生情况，并进行问题归因分析，归纳总结特殊人群医药费用救助成效的影响因素，形成证据链条。

1.3.2.3 重庆市社区老年人群特定疾病医药费用救助现状及问题归因研究

针对社区老年人群，根据重庆市医疗救助和健康扶贫政策界定的 24 类特殊病种，本书比较分析了不同病种门诊和住院起付线、基本医疗报销范围内和范围外患者自付费用、基本药品目录内和目录外用药自付费用、封顶线等要素，以及不同病种医疗救助和健康扶贫后，个人自付费用和家庭灾难性支出发生情况，并进行问题归因分析，形成证据链条；系统归纳总结重庆市糖尿病、高血压等常见主要慢性病门诊基本药品目录内和目录外用药自付费用，突发重大传染病医疗报销政策，以及社区老年人群特定疾病医疗求助成效的影响因素，形成实证逻辑链条。

1.3.2.4　探索重庆市社区老年人群及其特定疾病医药费用救助制度建设的策略选择

基于重庆市社区不同弱势群体、不同疾病的个人自付费用和家庭灾难性支出发生情况及影响因素体系，本书针对社区不同老年弱势群体、不同疾病引入完全救助、共付支出上限、低固定共付三种救助机制，就医药费用救助的对象精准识别、医保支付目录、支付限额、用药量限制、救助程序、监管机制、筹资保障、动态调整等若干要素进行政策设计，最终建立分层分类的社区老年人群及其特定疾病医疗救助制度。

1.3.2.5　完善重庆市社区老年人群及其特定疾病医疗救助制度的对策研究

基于上述理论与实证证据，本书聚焦政府医疗救助制度能力建设，从总体设计、实践路径和配套举措三个层面提出完善重庆市社区老年人群及其特定疾病医疗救助制度的对策建议。

在总体设计层面：一是总体思想，即以建立多层次医疗保障体系为制度建设导向；二是基本策略，即以医保基金战略性购买为制度建设的切入点；三是操作方案，即针对社区不同老年弱势群体及其特定疾病实施不同类型的医疗救助机制。

在实践路径层面：一是精准界定不同老年弱势群体及其特定疾病医疗救助对象，实现医疗救助对象一体化和分层分类；二是有效衔接基本医疗保险、大病医疗保险、医疗救助与医药费用救助制度，构建一体化的基本医保制度；三是以家庭灾难性支出为基准，对不同医疗救助对象分别实施完全救助、共付支出上限、低固定共付三种医疗救助机制；四是绘制医疗救助制度实践路径推进时间表，分步分层分类实施。

在配套举措层面：一是要加大政府对社区老年弱势群体的筹资责任力度，健全稳健可持续的筹资运行与增长机制；二是强化医疗救助系统信息化管理，健全严密有力的医疗救助基金监管机制；三是建立社区老年人群及其特定疾病医疗救助动态调整机制。

1.4 研究思路及方法

本书所采用的研究方法包括文献研究、案例分析、问卷调查等，通过对社区老年人群医疗救助机制的深入研究，旨在为提高社区老年人的医疗救助水平、促进健康老龄化进程做出贡献。

1.4.1 基本思路

本书以构建重庆市社区老年人群及其特定疾病医疗救助的理论分析框架为切入点，以开展重庆市社区老年人群及其特定疾病医疗救助现状的综合评估和国内外比较为基础，以剖析社区老年人群及其特定疾病医疗救助的机理为依据，从统筹财政、保险和捐赠制度的联动视角出发，制定重庆市社区老年人群及其特定疾病医疗救助制度的发展目标和配套保障政策。

1.4.2 研究方法

一是通过网上搜索、查阅期刊论著、实地调研等手段搜集整合资料，了解国内外特殊人群、特定疾病医疗救助制度的现状和发展趋势；通过DEA-Malmquist 法进行定量测度与比较分析，进而剖析重庆市社区老年人群及其特定疾病医疗救助的发展现状和问题等。

二是运用统计学和案例研究方法，研究重庆市社区老年人群及其特定疾病医疗救助实施的促进因素、阻碍因素和主要难点等。

三是运用制度经济学、机制设计理论方法，构建重庆市社区老年人群及其特定疾病医疗救助制度的发展目标、路径，提出相关政策建议。

1.5 技术路线

本书的研究技术路线如图 1.1 所示。本书围绕老年人群医疗救助机制，从灾难性医疗支出着手，采用文献研究法，通过国内外比较研究，探索老年人群医疗救助的规律性；同时，结合调查研究，探索老年人群医疗救助的重要领域，构建理论分析框架，并提出系统性政策建议。

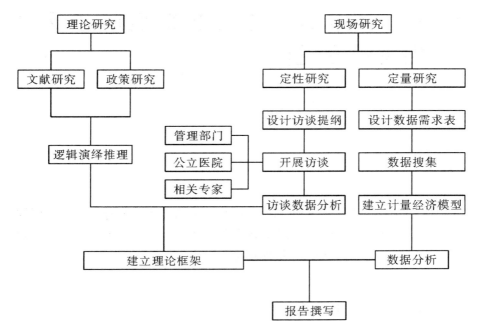

图 1.1　本书的研究技术路线

1.6　创新之处

本书的创新之处在于以下两个方面：

一是在学术思想上，通过研究重庆市社区老年人群及其特定疾病医疗救助制度的现状和机制问题，不仅丰富了我国多层次社会保障体系研究，还拓展了我国健康老龄化战略的新思路，丰富了"健康中国"战略的研究内容。

二是在学术观点上，只有通过系统性的机制建设，统筹财政、医保和捐赠制度，统合全社会的资源，才能实现社区老年人群及其特定疾病的有效医疗救助，才能有效解决老年人群"看病难、看病贵"的问题，缓解"因病返贫致贫"的难题。

2 社区老年人群医疗救助机制涉及的相关前沿理论

社区老年人群医疗救助机制涉及的相关前沿理论主要包括七个，即社会公平理论、社会公民权利理论、风险社会理论、福利多元主义理论、新福利经济学、社会支持理论、增能理论。

2.1 社会公平理论

人类社会自从有了国家，就有了政府的公共政策活动。公共政策伴随着民主化的演进而不断发展，特别是民主宪政体制的确立，为公共政策提供了合法保障。公共政策的理论发展，离不开民主之平等与自由观念。

以英国哲学家、经验主义的开创人约翰·洛克所著的《政府论》为代表，近代社会契约论从社会发生的角度探讨正义问题的起源和内涵。洛克认为，在社会中，为保障每个人的安全和自由平等的权利，以及整个社会的秩序和稳定，需要一个有实力做后盾的权威机构，这就是政府权力或国家权力，其中政府权力来自人们在自愿基础上缔结的契约。

美国著名的政治哲学家、伦理学家约翰·博德利·罗尔斯提出了"公平的正义"理论，即正义原则是在一种原始状态中被一致同意的，其所达到的是公平的契约，所产生的也将是公平的结果，即条件公平、契约公平、结果公平。

罗尔斯提出了以下两个正义原则：

第一个正义原则，即每个人对与所有人所拥有的最广泛平等的基本自由体相容的类似自由体系都应有一种平等的权利（平等自由原则）。

第二个正义原则，即社会和经济的不平等应这样安排，使其一方面在与正义的储存原则一致的情况下，适合于最少受惠者的最大利益；任何差别的存在，都要能够有利于境况差的人（差别原则）。另一方面，则是要依附于在机会平等的条件下职务和地位向所有人开放（机会平等原则）。罗尔斯把正义观的规定视为社会发展的基石，他认为正义的主要问题是社会的基本结构，更准确地说，是社会主要制度分配权利与义务。

在现代社会，权利与义务的分配问题甚至是公正的根本问题，现代社会普遍认同的正义观是"权利的平等"。

美国行政学家、新公共行政学运动领导乔治·弗雷得里克森指出，社会公平包含着对包括组织设计和管理形态在内的一系列价值取向的选择；社会公平强调政府提供公共服务的平等性，同时强调对公众要求做出积极的回应而不是以追求行政组织自身需要满足为目标。总之，社会公平倡导的是公共行政要在推动政治权利以使得福利转向社会中那些缺乏政治、经济资源支持，处于劣势境地的人们。

公平是人们之间社会关系的度量，公正是理念化、理想化了的公平，而公平是现实化、具体化的公正。公共政策的本质是政府对社会公共利益所做的分配，具有公共性、权威性和合法性等特征，而这些特征皆以社会公平作为存在的基础。

2.2　社会公民权利理论

社会政策和福利理论大师 T. H. 马歇尔用公民身份与国家权力组成了现代国家的基本政治关系，构成了解释国际民社会关系的一体两面。马歇尔所理解的 18 世纪民事权最先获得发展，这种权利在起源上带有浓厚的个人主义色彩，其本质上体现了人的基本权利、自由权利，从而能够使人们摆脱封建等级身份的束缚自由地参与到市场竞争中去。

换言之，民事权的发展不仅赋予每一个人以自由地位，而且为资本主义市场经济的发展提供了必不可少的自由劳动力。

随着民事权的发展，政治权作为公民权的一个要素在 19 世纪也逐步成长起来。19 世纪末期的公共初级教育及 20 世纪第二次世界大战结束后，英国工党政府推行了一系列国家福利政策，如普及医疗及退休保险等。19 世纪末期之后，社会权开始正式嵌入公民权的结构之中。

当公民权包含社会权之后，马歇尔认为，公民权的平等原则将发生意义深远的转折，而且它对社会不平等的影响将"从根本上不同于此前"。在马歇尔看来，社会权是一种要求获得实际收入的普遍权利，而实际收入并不按人们的市场价值来衡量。就此而言，社会权实际上使人脱离了市场力量，甚至是从市场力量下把人解放出来。换言之，这种权利意味着人们对某种标准之文明拥有一种绝对的权利。

应该说，公民权利的基本含义是平等，每个人都拥有平等的法律、人身自由、政治及基本生活待遇保障的权利。公民身份的平等有助于受到自由市场竞争淘汰的弱者得到基本的生活保障。

社会公民权理论支持着社会政策的发展，是国家提供社会福利的法理基础。联合国于 1948 年 12 月 10 日通过的《世界人权宣言》第二十五条规定，人人有权享受为维持其本人和家庭的健康和福利所需的生活水准，包括食物、衣着、住房、医疗和必要的社会服务；在遭到失业、疾病、残疾、衰老或在其他不能控制的情况下丧失谋生能力时，有权享受保障。

WHO 于 1978 年发布的《阿拉木图宣言》提出，每个国家都要实现"人人享有卫生保健"的目标。

20 世纪八九十年代，联合国等多个国际组织和有关会议指出，各国要尽可能地使本国公民公平地享受基本医疗保健服务，即使未能广泛地覆盖各个社会人群，不同经济收入，不同性别、年龄、文化以及不同信仰的人群都有获得这种服务的机会和权力。

《中华人民共和国宪法》第四十五条规定，我国公民在年老、疾病或者丧失劳动能力的情况下，有从国家和社会获得物质帮助的权利。

2.3 风险社会理论

1986 年，贝克首次提出"风险社会"理论，该理论的提出是对现代性反思的结果。在贝克看来，我们的社会已经从工业社会转向风险社会，社会问题的核心议题和焦点应当从财富分配转移到风险分配，"不平等"的社会价值体系已被"不安全"的社会价值体系所取代。在风险社会中，潜在的巨大风险本身就意味着不可预料的毁灭性后果，如核辐射、瘟疫暴发等会伴随着现代性的扩张而遍及全世界。

贝克认为，风险社会是工业化的发展模式引起的。风险社会的来临，预示着人们所追求的价值已由工业社会中正面的获利转变为风险社会中的预防、规避风险，而生活的重心也由对物质的需求转变成对风险的处理、分散与整合。

风险管理的主体包括个人、家庭、企业和社会公共部门，相应地，我们可以将风险管理划分为个人或家庭风险管理、企业风险管理乃至于社会风险管理；风险管理的对象是风险，风险的基本含义是损失的不确定性；风险管理的基本目标是以最经济的方法预防潜在的损失，或者说以最小的成本收获最大的安全保障，在损失发生之前减轻企业和个人对潜在损失的忧虑，在损失发生之后使企业或个人尽快恢复正常的生产生活状态。

风险管理的过程包括风险识别、风险评估、选择并执行风险管理技术与策略、跟踪风险管理效果等。具体来讲：第一步，风险识别。风险管理必须建立在全面了解各种风险的基础之上，因而其首要任务就是识别各项风险因素，为下一步的风险评估提供标的物。第二步，风险评估。风险评估就是运用科学的方法，估算、衡量各项风险的频度和强度，以便评价风险的潜在影响并选择适当的风险处理方法。第三步，选择并执行风险管理技术与策略。这一步可以按照控制方式划分为四类，即预防型风险管理策略、缓冲型风险管理策略、补偿型风险管理策略和应对型风险管理策略。其中，预防型风险管理策略、缓冲型风险管理策略、补偿型风险管理策略均是在风险实际发生之前实施的主动行为，只有应对型风险管理策略是在风险实际发生之后实施的被动行为。预防型风险管理策略是指通过采取预防措施，降低风险发生的概率或可能性；缓冲型风险管理策略是指通过提前准备和积极应对，降低风险发生的强度；补偿型风险管理策略是指通过保险等机制安排，对风险造成的损失进行补偿，以尽可能恢复到损失前的水平；应对型风险管理策略是指在风险发生后用于减轻风险所造成损失的措施。第四步，跟踪风险管理效果。这一步主要是对风险因素进行新一轮的识别、评估，相应地调整风险管理技术与策略。

就疾病风险而言，疾病本身具有高度的不确定性和危害性，一旦发生，会给患者及其家庭甚至社会带来巨大冲击。这预示着在社会转型的过程中，我们要更加重视对疾病风险的预防和规避，因为疾病风险的普遍存在，单纯依靠个人尤其是老年人群自身是无法实现风险的分散与处理的，只有依靠不断完善的医疗保障制度，尤其是完善老年人群的医疗救助制度，才能降低老年人群的疾病经济风险，提高老年人群的健康水平。

以老年人群的重特大疾病医疗救助为例，医疗救助本质上是应对重特大疾病带来的灾难性卫生支出风险而建立的一种风险管理制度安排。从重特大疾病医疗保障制度的源头说起，疾病风险是指个体由于疾病发生所造成健康损失的不确定性。疾病风险的特征表现在三个方面：一是难以预测。虽然大数据和人工智能（AI）在疾病预测方面已取得一定的进展，但对于具体的个体而言，是否罹患某类疾病仍具有不确定性。二是危害性大。疾病的发生不仅危及个体健康，还有可能因病致残甚至致命；不仅危及自身安全，还会给家庭和工作单位造成损失。三是纯损失性。疾病的发生只会有给个体带来损失的可能，而不会有使个体获利的机会。

对照风险管理的一般理论，重特大疾病风险的管理技术与策略同样包括预防型风险管理策略、缓冲型风险管理策略、补偿型风险管理策略和应对型风险管理策略四类。

重特大疾病风险的预防型管理策略是指通过健康教育，提高国民的健康素养，以及广泛提供公共卫生服务和组织开展疾病预防工作，在事前消除或者减少疾病发生；缓冲型管理策略是指通过定期体检及早发现身体健康问题，或在身体发出病痛信号时尽快获取医疗卫生服务，避免小病演变成大病，从而将疾病风险造成的各种损失控制在可接受、可负担的范围；补偿型管理策略是指参加社会医疗保险或商业医疗保险等保险制度安排，对疾病风险所造成的损失进行分散，使个体风险转变为全体参加保险者的共同风险，通过保险给付医疗费用支出的方式来对个体损失进行补偿，降低甚至在很大程度上消除对个体正常生活的影响；应对型管理策略是一种被动的自我保护型的风险管理技术，包括通过减少个人和家庭的现金消费支出、动用家庭储蓄或者抵押变卖房屋等家庭资产、向亲友邻里借债、寻求捐助及社会援助等方式来支付医疗费用支出，以及在权衡治疗疾病所需要的资源消耗和放弃疾病治疗的预期损失之后，选择放弃疾病治疗。

2.4 福利多元主义理论

有需要自然就有供给，福利供给同样是嵌入社会环境中的。福利多元主义是社会政策的一个宏观分析范式，它关注福利的多元供给、传输的结构。福利多元主义理论（welfare pluralism），也被称为混合福利经济理论（the mixed economy of welfare），于 20 世纪 70 年代提出，是继古典自由主义、凯恩斯—贝弗里奇模式之后为解决福利国家危机，对福利国家演进中的危机以及理论界对福利国家的批判、对未来福利国家福利模式的转型做出的指导性理论。福利多元主义理论的观点倡导社会福利来源的多元化，提出福利的供给不能完全依赖国家、市场等某一个单一主体，可通过自上而下的"分权"和自下而上的"参与"，将福利国家直接承担的福利职能分担给商业部门、志愿部门和非正式部门，从而形成多元主体混合式提供福利模式。

2.4.1　福利多元主义理论的起源

"福利多元主义"的概念源于 1978 年英国学者发布的《沃尔芬德的志愿组织的未来报告》（Wolfenden，1978），该报告主张把志愿组织纳入社会福利的提供者行列。但是最早提出福利多元主义理论的是罗斯（1986），他认为福利的提供应该是国家（政府）、市场、家庭三方的总和，用公式表述为 $TWS=H+M+S$。其中，TWS 是社会总福利，H 是家庭提供的福利，M 是市场提供的福利，S 是国家提供的福利。国家提供社会福利是为了纠正"市场失灵"；国家和市场提供社会福利是为了纠正"家庭失灵"；家庭与志愿组织提供福利是为了补偿"市场和国家的失灵"。罗斯提出的福利多元主义理论由于在福利提供中强调了除了国家以外的其他部门的作用，所以有许多学者基于此理论构建了自己的分析框架。

2.4.2　福利三角研究范式

从本质上讲，罗斯采用的是"三分法"，即福利的提供者由三部分构成：国家、市场和家庭。伊瓦思（1988）借鉴了罗斯的多元福利组合理论，提出了福利三角的研究范式，他认为应把福利三角分析框架放在文化、经济和政治的背景中，并将福利三角中的三方具体化为对应的组织、价值和关系（见表 2.1）。市场体现的价值是选择和自主，国家体现的价值是平等和保障，家庭体现的价值是团结和共有。福利三角展示的是行动者和三方互动的关系。具体来说，家庭代表的是私人组织或非正式组织，体现的是微观层面上团结和共有的价值，社会成员建立的是和社会的关系；市场代表的是正式组织，其价值是选择和自主，社会成员建立的是与市场的关系；国家代表的是公共组织，其价值是平等和保障，社会成员作为行动者建立的是与国家之间的关系。在这样的福利三角中，国家通过正规的福利制度安排将社会资源进行再分配；市场提供的是个人的就业福利；个人的努力、家庭保障以及社区互助体现的是非正规福利。

表 2.1　伊瓦思福利三角：组织、价值和关系

福利三角	组织	价值 （文化/社会经济 和政治背景）	关系 （文化/社会经济 和政治背景）
（市场） 经济	正式的	选择、自主	行动者和（市场） 经济的关系
国家	公共的	平等、保障	行动者和国家的关系
家庭	非正式/私人的	团结、共有	行动者和社会的关系

2.4.3　福利四分法

福利三分法得到了许多学者的认同，但不是所有人都持赞同观点。早在福利三分法之前，约翰逊（1987）将提供社会福利的部门分为四个，形成了政府、商业部门、志愿组织、非正规部门共同提供社会福利的"多元主义"观点。到后来，伊瓦思本人也对福利三分法进行了修正，提出了福利四分法，他重新将社会福利的主要来源分为市场、国家、社区和民间社会四个。他特别强调了民间社会在社会福利中的特殊作用：它能够在不同层次上，在基于不同理念的政府、市场、社区建立联系的纽带，使私人和局部利益与公共利益相一致。由此可见，伊瓦思注意到了民间社会中的社会资本对社会福利的意义。伊瓦思福利多元主义四个部门的特征见表 2.2。

表 2.2　伊瓦思福利多元主义四个部门的特征

功能	市场	国家	社区	民间社会
福利生产部门	市场	公共部门	非正式 部门/家庭	非营利部门/ 中介机构
行动协调原则	竞争	科层制	个人责任	志愿性
需方的角色	消费者	有社会权的公民	社区成员	市民/协会成员
交换中介	货币	法律	感激/尊敬	说理/交流
中心价值	选择自由	平等	互惠/利他	团结

表2.2(续)

功能	市场	国家	社区	民间社会
有效标准	福利	安全	个人参与	社会/政治激活
主要缺陷	不平等、对非货币化结果的忽视	对少数群体需要的忽视，降低自助的动机，选择的自由下降	受道德约束降低个人选择的自由，对非该团体的成员采取排斥态度	对福利产品的不平等分配，专业化缺乏，低效率

除了对福利多元主义的肯定之外，也有学者对其产生疑问，即福利多元主义是否意味着国家想要将本应该承担的责任转给非正式部门，如家庭、志愿组织等，这是否会带来一些问题：①若非正式部门提供主要福利，则意味着家庭、亲属特别是家庭中的妇女要承担起主要的义务和责任；②如果志愿者组织在福利提供者中承担更重要的责任，就需要对其进行严格的审核，但是这样又会危害到志愿组织的社会性和独立性；③如果福利提供者主要是商业部门，可能会形成行业垄断。基于此，我们需要辩证地看待福利多元主义，福利的多元化并不意味着国家福利角色的逐渐消失：国家在福利输送中由直接的福利供给者转变为辅助者和协调者，但可能在筹资和规制方面承担起更重要的责任。此外，我们也要认识到，社会工作有着明确的意识形态和价值观，它要靠一定的哲学理念和伦理道德信念的支持才能产生持续的工作动力，也要靠福利制度和政策的实施来保证助人行为的规范性和可持续性。

所以，在市场经济条件下，社会福利主体的确定应该改变过去那种由国家包办福利保障事业的做法，而代之以由社会各个方面共同承担责任和广泛参与；社会福利在其对象选择方面应该突破过去的一些"先赋性"①的特征，通过扩大其覆盖面而将所有的需要帮助的社会成员都纳入其中；社会福利资源除了继续增加政府的资源投入以外，还应该通过社会化的方式去调动资源，如通过非政府组织参与、社会捐助、志愿者服务等方式广泛调动资源，以保证社会福利资源供应，更好地促进社会福利的发展。

对于失独老年人慢性病社区护理保障制度的构建，福利多元主义理论对社会福利服务供给的主要参与主体和核心要素提供了一个较完整的分析构架。它不仅是指社会福利在横向上实现供给主体多元组合，而且各供给

---

① "先赋性"是指一个人先天获得的因素，如性别、户籍、家庭、社会关系等。

主体在纵向规则决策、资金筹集、服务输送等供给程序上具有合作方式的多元组合。

2.5　新福利经济学

新福利经济学是 20 世纪 30 年代发展起来的研究经济福利的经济理论。1939 年卡尔多（N.Kaldor）发表了《经济学的福利命题和个人间的效用比较》，将帕雷托的系数边际效用价值论引入福利经济学，并把帕雷托提出的社会经济最大化的新标准——帕雷托最佳准则作为福利经济学的出发点。随后，卡尔多、希克斯、伯格森和萨缪尔森等经济学家对帕雷托最优准则做了多方面的修正和发展，并提出了补偿原则论和社会福利函数论，创立了新福利经济学。同时，卡尔多等人提出并论证了"假想的补偿原理"。其实质是：如果一些社会成员经济状况的改善不会同时加剧其他社会成员经济状况的恶化，或者一些社会成员经济状况的改善抑制了其他社会成员经济状况的恶化，社会福利就增加了。

根据这一原理我们可以认为，当政府的某些措施或立法会使一些人得益而使另一些人受损时，如果得利总额超过损失总额，那么政府使用适当政策向得利人征收特定税收以补偿受害者，这样对任何人都没有不利，还能够对一些人有利，因而增进了社会福利。

流行于 20 世纪三四十年代的新福利经济学，在 20 世纪五六十年代受到了阿罗不可能性定理所带来的严重质疑。作为新福利经济学的理论基础，帕累托最优标准有一个缺陷，即它只是一个关于效率的标准，根本不涉及分配问题。新福利经济学为了弥补这一缺陷，采取了两种办法：一种是提出了其他的福利标准，但是对这些标准的争议较多；另一种是提出了社会福利函数。社会福利函数（social welfare function）是新福利经济学中的一个重要概念，它试图指出社会所追求的目标应该是什么，应该考虑哪些因素：是某些人的利益或效用，还是所有人的利益或效用？当人们之间的利益或效用相冲突时，应该如何处理这些不同的利益或效用？遗憾的是，阿罗于 1951 年提出的阿罗不可能性定理指出，阿罗所定义的社会福利函数即阿罗社会福利函数是不存在的。

阿罗不可能性定理使西方福利经济学家们重新对古老的社会选择问题

进行了深入研究，并试图寻找避免悲观的不可能性结论的方法。

到了 20 世纪 70 年代，相关研究有了重大进展。阿玛蒂亚·森等人的研究成果揭示了导致不可能性结论的原因，即阿罗不可能性定理只适用于投票式的集体选择规则，该规则无法揭示出有关人际间效用比较的信息，而阿罗式的社会福利函数实际上排除了其他类型的集体选择规则，因而不可能性的结果是必然的。

阿玛蒂亚·森的研究实际上表明，采用序数效用的新福利经济学存在不可克服的缺陷，而阿罗不可能性定理则揭示了这种缺陷，即在缺乏其他信息的情况下，只使用序数效用提供的信息进行社会排序是不可能的，因为序数效用无法提供相对充分的人际间效用比较全面的信息；而使用基数效用却可以获得人际间比较全面、充分的信息，从而可以得出一定的社会排序。

总之，阿玛蒂亚·森认为，传统福利经济学理论过分强调经济的一面，认为财富的增长可以解决社会中出现的贫困、不公平等问题。实际上，经济增长之所以重要并不是因为增长本身，而是因为增长过程中所带来的相关利益。因此，经济学不应只研究总产出、总收入，而应关注人的权利和能力的提高。

阿玛蒂亚·森建议，经济学家们应更多地关注人类最基本的生活保障条件，以提高居民的社会生活能力，如让更多的人拥有食品、住房，接受基础教育并拥有更多的医疗保障等。

阿马蒂亚·森的能力福利理论试图把贫困与能力结合到福利经济学的框架中来，认为创造福利的不是商品本身，而是它所带来的那些机会和活动，而这些机会和活动是建立在个人能力的基础上的；要形成达到最低可以接受的基本生活水平的能力，可能需要有不同的最低充足收入来适应。人们在能力方面应该有公平的待遇，应该拥有获得良好的、健康的、公平的机会。

2.6 社会支持理论

社会支持理论认为，社会支持是个体生命质量和身体健康不可或缺的组成部分。在社区老年人的医疗救助中，建立社会支持网络，加强社会关爱与支持，可以增强老年人的幸福感并提高其健康水平。

Sarason（1983）提出，社会支持是一种能够促进扶持、帮助或支撑事物的行为或过程，是个人对他人社会需要的反应，是人们的整体参与水平、社会支持环境来源，社会支持能否为个人提供帮助的复合结构，是一种在社会环境中促进人类发展的力量或因素。Cullen（1994）认为，社会支持是个体从社区、社会网络或亲戚朋友那里获得的物质帮助和精神帮助。Malecki 等（2002）认为，社会支持是来自他人一般性或特定的支持性行为，这种行为可以提高个体的社会适应性，使个体免受不利环境的伤害。陈成文（2000）认为，社会支持是一定社会网络运用一定的物质手段和精神手段对社会弱者进行无偿帮助的一种选择性社会行为。

从社会互动关系来定义社会支持的概念。Caplan（1981）认为，社会支持是个体与个体之间或个体与团体之间的依存关系，这种依存关系能改善应付短期挑战，应激和（社会关系）剥夺的能力。Edvina（1990）和丘海雄等（1998）则认为，社会支持是人与人之间的亲密关系，社会支持既涉及家庭内外的供养与维系，也涉及各种正式与非正式的支援与帮助。社会支持不只是一种单向的关怀或帮助，它在多数情形下还是一种社会交换，是人与人之间的互动关系。

从社会资源作用角度来定义社会支持的概念。李强（1998）认为，社会支持应该被界定为一个人通过社会联系所获得的能减轻心理应激反应、缓解精神紧张状态、提高社会适应能力的影响，其中社会联系是指来自家庭成员、亲友、同事、团体、组织和社区的精神与物质上的支持及帮助。还有学者认为，社会支持是个人处理紧张事件问题的一种潜在资源，是通过社会关系，个人与他人或群体之间可以互换的社会资源，社会支持包括施者与受者两个有意识的个体之间的资源交换。

从上述观点可以看出，研究者们都是从不同的角度对社会支持概念进行描述和界定，说明社会支持是一个具有多元结构的概念，它既包含环境因素，又包含个体内在的认知因素，直接反映个体与他人之间的相互作用。不管研究者们从什么角度去理解，这些社会支持概念都具有一个共同的因素，即它是可获得的、与各种社会关系有关的、外部的资源。

社会支持作用机制的假设有三种：主效应模型（main effect modal）、缓冲作用模型（buffering effect modal）和动态模型（dynamic modal）。

社会支持作用机制的主效应模型认为，社会支持具有普遍的增益作用，其效应独立于压力，不管压力程度如何，社会支持对个体的身心健康都有着直接的促进作用。这一论点在社会孤独者、高社会支持者身上都得到了证实（Berkman et al., 1979; House, et al., 1982）。沃海特（Warheit, 1979）将个体的婚姻状况作为社会支持的指标，发现良好的婚姻状况与个体的身心健康有明显的正相关关系。还有一些研究者将社会交往、社区参与、良好的亲属及朋友互动关系作为社会支持的指标，其研究结果也支持主效应模型（Frydman, 1981; Belletal, 1982）。

社会支持作用机制的缓冲作用模型认为，社会支持仅在应激条件下与身心健康发生联系，它缓冲压力事件对身心状况的消极影响，保持或提高个体的身心健康水平。社会支持的缓冲作用既可能是一般性的又可能是特异性的：一般性是指任何一种社会支持都会对任何一种压力事件起到缓冲作用；特异性是指某一特定的社会支持仅对某一特定的压力事件起到缓冲作用。

缓冲作用模型的基本假设得到了许多研究成果的支持。布朗（Brown, 1975）研究妇女亲密的社会关系与健康之间的联系时发现，如果亲密的对象是她们的丈夫或男朋友，那么这种社会关系会有效地防止消极事件带给她们的影响。佩克尔（Pakel, 1980）发现，产后妇女与丈夫之间进行有关问题的沟通，也能减轻"母亲"这一角色带给她们的压力。还有许多研究者用亲密朋友关系以及个体之间传达支持的行为作为社会支持的指标进行研究，结果也支持了缓冲作用模型的假设（Pearlin, 1981; Cutrona, 1986）。

社会支持作用机制的动态模型认为，社会支持、心理压力、心理健康等变量在概念、方法学、实证关系上应该是一种复合关系，而不是人们通常理解的正向影响关系。这些概念之间存在相互影响和作用，这些研究结果使社会支持与压力、身心健康的关系变得更加复杂。该模型认为，我们应将社会支持和压力同时作为自变量，通过直接或间接影响对身心健康水平起作用。压力与社会支持的关系是相互影响和相互作用的，这种关系还会随着时间的改变而发生变化。社会支持作用机制的动态模型在 Mumroe 等（1986）的研究中得到了较好的证实，研究发现，社会支持、压力与身心健康的关系不是简单的直线关系，有时可能是曲线关系，也可能是阶段性变化的关系。

社会支持系统是一个复杂的多维体系，包括主体、客体和介体。其中，主体是包括正式和非正式的各种社会关系网络；客体是社会上所有需要帮助的个体和群体；介体是联结社会支持主体和客体的纽带和桥梁，如物质、行为、情感支持等。

社会支持理论认为，社会支持包括物质帮助（如提供金钱、实物等有形帮助）、行为支持（如分担劳动等）和亲密的互动（如倾听这种表示尊重、关怀、理解的形式）。来自政府、社区等正式的社会支持，让老年群体有基本的生存经济保障；而来自亲人、社工、志愿者等个人的非正式社会支持，也给予了老年群体生活上的照料和精神上的慰藉，两者同等重要。依据该理论的观点，困境形成的本质是社会联结网络的断裂。因此，老年群体得到的来自社会支持主体的物质、行为和情感互动等支持越多，就能够越好地应对养老的困境。

2.7　增能理论

增能的概念最早出现于 1976 年出版的《黑人的增能：被压迫社区里的社会工作》中，由巴巴拉·索罗门（Barbara Soloman）提出。而社会工作真正进入"增能时代"是在 1980 年左右。增能理论中的"增能"并不是赋予服务对象以权力，而是通过激发他们的潜能，提高他们面对问题、解决问题的能力以及社会参与的能力（刘淑娟，2010）。增能发生的层面一般被认为有三个，即个人、人际关系和社会参与。个人层面的增能是指个人感觉自己有能力去影响或解决问题，改变自我的消极状况；人际关系层面的增能是指通过个人与其他人的合作，促成问题快速、有效的解决；社会参与层面的增能是指如何最终影响社会决策，主要体现在对自身权益诉求的表达、对社会资源分配的参与和争取公正的社会待遇上。针对低保①这一群体，研究者们一般认为，个人层面的增能较难实现，即个人凭借其自身能力去改变自身条件进而控制社会环境的难度较大。因此，低保服务对象个人层面的增能应该聚焦在主动有效获取救助信息的能力、入门级的就业技能培训、自我肯定意识的增强、效能感的培养等方面。在人际关系层面，低保群体沟通联络较多的是亲朋好友以及小部分本群体内部成员，与社会其他群体之间缺少人际交往，这种交往的狭隘性，无疑也是增

---

① 低保即最低生活保障，是一种社会保障制度类型。

能的重要部分。一方面，通过增能，低保群体在与他人互动的基础上，可以获得社会资源、构建社会支持系统、积累社会资本；另一方面，低保群体可以在互动过程中改变对自身的看法，提升自我认可度，进而争取公平的社会环境。在社会参与层面，低保群体社会参与的过程往往存在以下局限：①缺乏参与意识；②欠缺表达的能力和渠道；③话语权缺失等。因此，他们必须从以上问题出发实现社会参与层面的增能。

增能理论的社会工作取向要求社会工作者在帮助他人的过程中需要注重以下方面：①工作人员与服务对象建构平等协同的伙伴关系；②重视服务对象的能力而非缺陷；③维持人与环境两个工作焦点；④确认服务对象是积极的主体，告知其应有的权利、责任、需求及申诉渠道；⑤以专业伦理为依据，有意识地选择长期处于"缺乏能力"的人或社区为服务对象。此外，社会工作者还要在实务过程中强调促成个人、家庭、组织或社区能力的提升，慢慢让服务对象意识到自己不仅是解决问题的主体，而且具备解决问题的能力，使其更有信心、勇气并自愿采取行动改善自身的处境地位，最终使服务对象成为自我发展的主体，进而实现社会工作助人自助的目的。

通过对这些前沿理论的研究和借鉴，我们可以更好地构建社区老年人群医疗救助机制，为老年人的医疗救助提供更加科学、全面、有效的保障。

3 国内外老年人群医疗救助机制的研究述评

3.1 国外相关研究文献梳理及研究动态

国外医疗救助制度研究起步较早,医疗救助机制较为健全。就制度设计而言,世界卫生组织的 FHC 政策、欧美发达国家用户付费(user charges, UC)政策框架下的医疗救助制度最为典型。

3.1.1 世界卫生组织的 FHC 政策

世界卫生组织基于卫生筹资职能、政策分析与思考问题、加强卫生筹资系统对实现全民健康覆盖(universal health coverage, UHC)的潜在贡献三个维度设计了 FHC 政策,FHC 授权部分或全部人口免费使用某些特定服务。从卫生筹资的角度来看,FHC 主要是一揽子福利政策,即在不需要共同支付(co-payment)的情况下,优先考虑某些服务或特定人口。FHC 已在非洲低收入国家中广泛应用,应用的特定人群包括孕产妇和儿童,涵盖了初级保健、产前护理、产后护理、分娩、剖宫产、儿童保健、儿童治疗服务、疟疾等服务类别。

在实证研究方面,研究集中在三个方向:一是 FHC 对医疗服务利用率、利用公平性和财政保护影响的政策效应。①在短期内,FHC 提高了卫生服务利用率(Ridde, 2012;Lagarde, 2012);②FHC 对患者自付费用支出的影响为混合效应,即可能会减少,也可能不会减少(Nabynga, 2011);③未降低家庭的灾难性支出(Xu, 2005);④药品或相关诊断服务的成本通常不含在免费服务内,运输和食品等间接成本仍然很高(Kruk,

2008；Perkins，2009；Hatt，2013）。二是 FHC 对卫生服务提供影响的政策效应。①FHC 会对卫生服务质量产生负面影响（Ridde，2013），而卫生服务质量的下降又与医疗服务提供者无法应对日益增长的医疗需求，进而导致工作人员和医疗用品更加短缺高度相关（Olivier，2013；Ridde，2013）；②在马达加斯加，药品短缺越发严重后，FHC 政策被逆转（James，2006），此时，如果实施用户免费政策的医疗机构无法提供某些药品，享受 FHC 的患者将被转移出该机构，从而导致患者自付费用增加，并且提高发生灾难性支出的可能性（Barroy，2013）；③延迟对免费服务提供者的资金补偿将对医疗服务提供质量产生负面影响（Ousseini，2013）；④在布基纳法索，孕产妇分娩救助政策具有较高的成本效应（Hoa，2020）。三是 FHC 对卫生服务体系碎片化影响的政策效应。①为 FHC 设立单独的筹资和薪酬机制可能导致卫生筹资系统分散，同时，一些推出 FHC 的国家也同样实施医疗保险计划，增加医疗保险资金筹集来源；②规划和沟通存在一定缺陷，并存在免费服务提供及补偿信息不透明问题（Ridde，2012；Sardan，2015）。

3.1.2　用户付费政策框架下的费用救助制度

欧美国家用户付费政策框架下的医疗救助是成本分摊体系中的一种针对特定弱势人群的保护制度，细分为三种保护机制：一是对穷人和经常使用卫生服务患者（如慢性病患者）的费用进行救助；二是对每人每年所共付（co-payment）设置支出上限（cap）；三是采用低固定共付（low fixed co-payments）取代低共付比率（percentage co-payments）。在第一种保护机制上，英国较为典型。英国建立的以税收为基础的国家卫生服务（national health services，NHS）体系为全部国民提供免费或低收费的医疗服务，但处方费、牙医服务费、眼科服务费（包括视力检测、配镜服务、假发织物支持）和就医路费未纳入 NHS 支付范围，需由个人承担。为防止弱势群体因无力支付费用而有损就医的公平性，NHS 建立了医疗费用救助制度（help with health costs）。英国 NHS 医疗费用救助制度从年龄分组、收入分组和其他分组界定救助对象，并根据不同对象的特点设定不同的救助项目和救助程度。在第二种保护机制上，奥地利和德国较为典型。2008年，奥地利针对门诊处方引入与收入相关的共付支出上限，上限根据向社会保险制度缴款的家庭内个人年收入净额的 2%设定。在第三种保护机制上，波兰和斯洛伐克较为典型。在实证研究中，德国（Siegel，2018）的研究表明：灾难性卫生支出发生率随实行共同支付门诊费上升，随取消共同支付门诊费而下降；灾难性卫生支出发生率上升的主要原因是门诊服务自付费用的增加；共付支出上限机制对贫困家庭的保护不及医疗救助共付机制。拉脱维亚（Taube，2018）的研究表明：救助贫穷的共付费用有助于降低灾难性自付费用的支出。奥地利（Czypionka，2018）的研究表明：自引入针对门诊处方引入与收入相关的共付支出上限政策后，显著降低了患者的门诊自付费用；虽然灾难性支出发生没有显著降低，但药品在最贫穷消费群体的灾难性支出中所占的份额急剧下降。

3.2 国内相关研究文献梳理及研究动态

国内医疗救助制度正处于探索阶段，研究主要集中在与医药费用救助相关的医疗救助和健康扶贫两大领域。

3.2.1 医疗救助

在医疗救助领域，研究主要集中在以下四个方向：

一是医疗救助体系的国外经验介绍，其中主要介绍了美国、英国、日本、澳大利亚等国家医疗救助体系的政府职能、费用补偿方式、补偿标准、医疗救助基金等基本要素。

二是我国城乡医疗救助相关内容的宏观分析，包括救助的目标定位、对象界定、覆盖率和筹资水平、财政支出规模及结构、运行模式及问题、救助制度与基本医保和大病保险制度衔接、救助模式等内容。就问题而言，医疗救助保险化最为突出，包括救助封顶线过低、救助病种范围狭窄、用药目录范围狭窄、异地就医限制等具体问题。

三是部分地区城乡医疗救助制度的政策效应研究。广西实施医疗救助制度后，弱势人群医疗负担减轻，医疗保障水平提高，但医疗救助标准仍较低，医疗救助基金结余率偏高。青岛大病救助政策不仅减轻了重大疾病或罕见病患者的医疗负担，而且实现了医保基金的精细化管理，提高了基金的使用效率。"中国城乡困难家庭社会政策支持系统建设"项目的调查数据研究发现，困难家庭遭受疾病的风险更高，抗疾病风险能力较弱，医疗救助水平总体偏低，大病家庭受助有限；同时还发现，困难家庭对重特大疾病救助满意度不及医疗救助满意度，重特大疾病救助在涵盖病种、救助标准、审核手续、费用结算等方面均有较大的可提升空间。

四是针对特定群体（如农民工、儿童等）的医疗救助问题开展相关研究。

3.2.2　健康扶贫

在健康扶贫领域，研究主要集中在以下三个方面：

一是健康扶贫政策内容的宏观分析及预期效应研究，包括对健康扶贫的对象界定、内在作用机制、治理逻辑、与医疗救助衔接、历史沿革、与医联体建设衔接、信息传播机制等基本要素。

二是健康扶贫的现实问题与实践路径研究，包括目标理念偏差、瞄准对象不精准、对口帮扶的效果不明显、递送体系不完善、可持续发展能力不足等问题，从财政投入、管理机制、医疗保障、模式创新等角度提出推进健康扶贫长效机制的实践路径。

三是健康扶贫的政策效应研究，相关实证证据较少。部分学者研究发现，健康扶贫政策实施后，贫困人口医疗支出中，基本医保、大病保险以及救助等支出占比逐年上升，自付费用逐年下降，贫困人口医疗负担极大减轻。还有学者研究发现，健康扶贫政策实施后，帮扶对象病情基本稳定或好转，但治愈率低；帮扶人口医疗费用报销比例较高。

以上研究，一是偏重对发达国家的救助制度和经验的研究，而缺乏对我国国情特点的把握，缺乏对我国现有财政、保险和捐赠下救助制度的运行特点和规律的剖析，较少从整合财政、保险和捐赠的联动视角，来研究发展医疗救助制度的配套政策和保障措施；二是集中在某个医疗费用救助对象进行研究，而较少对社区老年人群及其特定疾病进行系统性分类研究，未提出推进社区老年人群医疗救助制度实施的整体目标、系统性方案和路径。

4 国外社区老年人群医疗救助机制发展的现状研究

社区老年人群医疗救助机制在不同国家的实施情况各有不同，梳理国外部分国家的相关制度及政策边界，有助于我们把握老年人群医疗救助的规律性，同时理解政策制定的内涵和边界。

4.1 美国

美国通过社会保险和医疗保险等多个渠道为老年人提供医疗救助，其中包括联邦医疗保险、州级医疗补助计划、社区护理服务等。政府对于医疗保障的投入力度非常大，但是由于医疗体系的复杂性及私立医院的盈利需求，医疗资源分配存在不公平现象。

4.1.1 美国医疗救助制度的产生背景和起源

美国医疗救助制度的萌芽产生于 20 世纪 30 年代。当时的美国正处于经济大萧条阶段，大量的企业倒闭，大批的工人失业，他们衣食无着，无法承担医疗费用，因此医疗保障被作为突出的社会问题提上了政府的工作议程。为了稳定社会环境，政府采取了医疗救助措施，保证了困难群体的医疗服务要求。

1935 年，联邦卫生调查署调查了全国老弱贫困人群的医疗卫生情况，并提出了为社会困难群体提供医疗救助的议案，但由于种种原因被搁置了。

1950 年的《社会保障法》修正案授权联邦政府拨款资助州政府，用于支付公共援助对象的医疗费用。到了 20 世纪 50 年代末，由于老年人的医疗费用急剧增加，越来越多的人要求加大对老年人群的资助力度。因此，老年人的医疗费用问题成为公众关注的焦点。1960 年，美国国会通过了《卡尔—密尔斯法案》（Kerr-Mills Act），该法案增加了联邦政府对州政府医疗费用的资助，同时扩大了州政府医疗救助对象，将有医疗需求的低收入者（包括低收入的老年人、残疾人等）都纳入医疗救助的行列。

4.1.2 美国医疗救助制度的产生

1965 年被称为美国卫生保健史上一个重要的里程碑，这一年产生了两项公共卫生保健项目——Medieare（医疗照顾）和 Medicaid（医疗救助）。它们的建立是美国医疗保障制度渐进改革的结果，标志着美国出现了一种新的以穷人为目标的福利医疗保障制度——医疗救助制度。

20 世纪 70 年代开始，由于援助对象的不断增加，医疗援助计划的费用增长迅速，从 1970 年的 53 亿美元增加到 1980 年的 248 亿美元。1981—1984 年，医疗费用的年增长率为 8.6%，但按照 1992 年的可比价格计算，年增长率不到 1%。1984 年以后，随着经济形势的好转，大多数的决策者认为《混合预算协调法案》存在很多弊端，并要求州政府扩大医疗援助的覆盖范围和服务范围，主要是针对儿童和孕妇，低收入的老年人、残疾人，流浪者以及新移民等。这样一来，覆盖范围和服务范围的扩大使得医疗费用急剧上升。1989—1992 年，费用增长率为 19.6%，这一时期也是医疗救助费用增长最快的时期。

1912 年，美国第二十六届总统西奥多·罗斯福在谋求连任的竞选中提出了"建立全民医保体系"的构想。然而，直至 2013 年 9 月底，美国仍有近 13.4%的人（4 200 万人）没有医疗保险。

4.1.3 奥巴马医改中的 PPACA

美国是发达国家中唯一没有实现全民医疗保障的国家。经过多年努力，2010 年 3 月 23 日，时任总统奥巴马签署了《患者保护与平价医疗法案》（patient protection and affordable care act，PPACA）。政策自签署生效以来，州立法机关、州政府与卫生部之间冲突不断，无论是地方政府还是民众都在医改问题上存在严重分歧。

《纽约时报》与哥伦比亚广播公司 2012 年 3 月 26 日公布的民调显示，有 47%的人支持医改，36%的人反对医改。2013 年 9 月，美国众议院决定推迟 1 年实施奥巴马医改法案，于 2014 年生效。

美国 PPACA 的核心就是为美国人提供负担得起的医疗保险，在政策设计中通过医疗救助扩展计划，扩大医保覆盖范围，把原先不享受医疗保险的 65 岁以下中低收入人群纳入医改范畴，对收入在贫困线 1/4 以下的人提供补助以购买医疗保险，要求所有个人和一定规模的企业购买和提供医疗保险，否则将受罚款。作为惠及百千万人的健康保险改革政策，无论是政府还是公众都关注其实施进展和绩效。本书选取 2014—2015 年美国各政府部门和协会的公开数据，对 PPACA 政策主要措施——医疗救助扩展计划实施进展进行定量评估，研究结果对我国推动医疗体制改革具有借鉴意义。

PPACA 主要有三个组成部分：一是改革保险行业和保险计划，即要求保险公司必须接受所有投保人，并不得增加患有慢性疾病的投保人的保费，要求保险计划必须提供 10 项基本福利保障；二是规定个人和企业的职责，即从 2014 年 1 月 1 日起，绝大部分美国人和合法身份进入美国的人必须要有医疗保险，50 个雇员以上的企业必须为员工提供医疗保险，不然就要缴纳罚款，而且罚款数额逐年增长；三是为低收入人群提供帮助，即拓展医疗救助项目（各州自行决定是否参加），为家庭收入在一定范围内的人提供补贴，鼓励小企业为员工提供医疗保险。

4.1.3.1 医疗救助扩展计划的主要内容

美国人获得的医疗保险多数是由所供职的公司、政府部门或其他的供职机构提供的，是一种团体保险（group insurance），由雇主与保险公司安排，雇主出资大多数，雇员出少数钱。如果是以合法身份居留美国，且家庭收入的 8% 超过最低保险的保费，自己不满 65 岁，雇主又没有向其提供保险，个人就必须自行购买医疗保险。按照 PPACA 目标，到 2019 年年底，医疗保险覆盖面达到 95%。为了实现这一目标，法案将联邦政府置于核心地位，并强制要求州政府予以配合。但在 2010 年，各州出台了彼此完全不同的医疗救助法规和条例。PPACA 最初的设想是通过联邦政府出台激励与制约措施，改变各州医疗保险法规不一的局面。联邦政府承诺负担前三年新加入医疗保险人群所产生的费用，之后承担 90%，而不参与医疗救助扩展计划的州政府将不能得到这部分资金支持。

美国最高法院于 2012 年 6 月宣布，联邦政府不能随意收回各州政府所需的医疗救助资金，包括未参加医疗救助计划的州，否则会造成经济逼迫

（economic dragooning）。这一判决导致各州可以公然拒绝参与医疗救助扩展计划，并试图改变 PPACA 法案中医疗救助计划的部分制度设计。

相关统计显示，截至 2015 年 6 月底，30 个州（包括华盛顿哥伦比亚特区）实施了医疗救助扩展计划，而 19 个州明确拒绝该计划，还有 2 个州仍然在讨论是否实施该计划。由于美国的政党政治，民主党控制的州政府全部实施这一计划，而在共和党主导的州政府中，只有部分实施该计划。需要注意的是，执行医疗补助扩展计划并没有最后期限，绝大部分州的医疗救助扩展计划在 2014 年 1 月 1 日开始执行，密歇根州和新罕布什尔州分别在 2014 年 4 月 1 日及 8 月 15 日开始执行，宾夕法尼亚州和印第安纳州已于 2015 年 1 月 1 日和 2 月 1 日开始执行，而蒙大拿州当时正在等待联邦政府救助的批准。

按 PPACA 规定，医疗补助覆盖面需扩大至收入在联邦贫困水平（FPL）138% 的成年人。2015 年，美国联邦贫困线水平为个人收入 11 770 美元，三口之家的收入为 20 090 美元。在实际执行过程中，美国除了 27 个州执行联邦收入限制外，其他各州对享受医保补助者的收入限制并不相同：威斯康星州个人和三口之家的收入水平皆为 100%，其余各州只针对无收入的个人，三口家庭收入从 18% 至 221% 不等。其中，亚拉巴马州和得克萨斯州最低为 18%，覆盖面略高的密苏里州为 22%，路易斯安那州为 24%，爱达荷州为 26%，密西西比州为 27%，佛罗里达州为 34%，佐治亚州为 37%，堪萨斯州为 38%；康涅狄格和华盛顿哥伦比亚特区为 221%，属全美保险覆盖最高水平；阿拉斯加州为 143%，缅因州为 105%，田纳西州为 101%，南卡罗来纳州为 67%，怀俄明州为 57%，内布拉斯加州为 54%，蒙大拿州为 50%，南达科他州为 52%，犹他州为 45%，北卡罗来纳州、弗吉尼亚州和俄克拉荷马州皆为 44%。

预付保险费税收抵免（advance premium tax credits，APTCs）也称保费援助或财政援助，是联邦税收抵免的一种，通过联邦政府对健康保险计划付款来降低投保人的保费开销，从而使健康保险的价格更能令人承受。有资格申请保费支持的家庭收入必须在联邦贫困线的 138% 以上，但不超过400%。在某些情况下，家庭收入在联邦贫困线 100% 以下也可能够资格申请保费援助。个人所得在 16 000~45 000 美元以及 4 口人的家庭收入在32 000~94 200 美元可够资格申请保费援助。如果家庭收入在贫困线以下，登记者还可以拿到降低购买者成本分担（cost-sharing reduction）的补贴。

根据相关统计，美国全境 APTCs 月均额为 272 美元，各州水平差别较大，最低的亚利桑那州只有 158 美元，最高的阿拉斯加州高达 536 美元，次高的怀俄明州为 425 美元。

200 美元以下还有 5 个州，包括华盛顿哥伦比亚特区（160 美元）、明尼苏达州（166 美元）、马萨诸塞州（187 美元）、夏威夷州（192 美元）、俄勒冈州（199 美元）。300~400 美元有 10 个州，其余各州月均 APTCs 在 200~300 美元。2014 年和 2015 年美国全境获得补助的投保者占有资格得到补助者比例分别为 39% 和 50%，总体增加明显。各州除了加利福尼亚州、科罗拉多州、哥伦比亚特区、密歇根州、纽约州、华盛顿州有所下降，除俄亥俄州持平外，其余各州都有不同程度的增加，特别是佛罗里达州、缅因州、密苏里州、蒙大拿州、北卡罗来纳州和宾夕法尼亚州增幅明显。美国全境 2014 和 2015 年投保登记人获得财政援助比例平均为 85% 和 86%，其中援助比例最低的是华盛顿哥伦比亚特区，分别为 16% 和 11%，最高的是密西西比州，始终保持在 94%；夏威夷州增幅最大，从 2014 年的 38% 增加到 2015 年的 77%；爱达荷州降幅最大，2015 年比 2014 年下降 8%；科罗拉多州和新罕布什尔州下降 6%。总之，22 个州投保登记人获得财政援助比例增加，18 个州下降，其余州保持不变，其中 4 个州只有部分数据。2015 年获得补助投保者占有资格得到补助者比例中，马里兰州和明尼苏达州皆为 35%，马萨诸塞州为 38%。

2015 年投保登记人获得财政援助比例中，马里兰州、马萨诸塞州和佛蒙特州分别为 71%、66% 和 62%。佛蒙特州 2014 年和 2015 年获得补助投保者占有资格得到补助者比例分别为 83% 和 59%。

4.1.3.2 医疗保险覆盖仍然存在缺口

由于 PPACA 只为那些特定收入水平的人员提供医疗救助和保费援助，因此在那些没有实施医疗救助扩展计划的州，许多成年人就落入医疗保险覆盖缺口／覆盖空白区段（coverage gap）。他们的收入虽然高于可以享受医疗救助，但又没有低到可以享受保费援助，因此当时的医疗改革措施不能惠及他们。根据统计，2015 年美国全国医疗保险覆盖缺口人数高达 370.8 万人，其中农村人口尤其缺乏足够的医疗服务，单身和无孩子的家庭占 76%。这一群体的社会背景如图 4.1、图 4.2、图 4.3 所示，其中男、女各占 51% 和 49%。

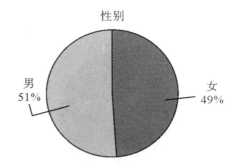

图 4.1　医疗保险覆盖缺口的人群背景（性别）

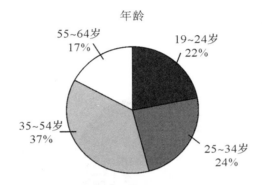

图 4.2　医疗保险覆盖缺口的人群背景（年龄）

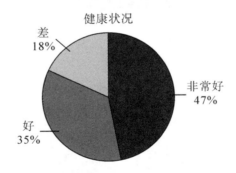

图 4.3　医疗保险覆盖缺口的人群背景（健康状况）

由图 4.2 和图 4.3 可知，年龄分布在 35~54 岁的人群最多，占 37%，年龄分布在 55~64 岁的人群只占 17%。健康状况良好的人超过 80%，18% 的人身体状况较差。

医疗保险覆盖缺口人群大部分是全职和兼职的贫困人口，总体达到 66%。尽管已经就业，他们的收入仍然在贫困线以下。医疗保险覆盖缺口的人群就业总体情况见图4.4。

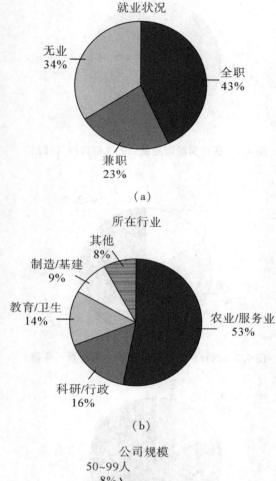

（a）

（b）

（c）

图 4.4　医疗保险覆盖缺口的人群就业总体情况

由图 4.5 可知，有一半以上的人从事农业/服务业，分布较多的还包括科研/行政、教育/卫生、制造/基建行业。2015 年，40 岁成年人个人购买医疗保险支出，银级计划为 276 美元/月，铜级计划为 213 美元/月，基本覆盖缺口较低收入群体的一半收入，或覆盖缺口较高收入群体 1/4 的收入。对于这些医疗保险覆盖不到的群体，如果没有财政援助，他们将难以承担保费支出。此外，他们没有资格申请医疗保险交易计划的成本分担补贴，如果要购买个人保险，他们需要每年多支出 6 600 美元。在有限的财政预算情况下，即使所有州都实施 PPACA，这些覆盖缺口群体仍然不能获得保险。

所有医疗保险覆盖缺口人群统计数据来自 20 个州，数量为 1 万~95 万人，其中得克萨斯州高达 95 万人，占比为 34.0%，之后是佛罗里达州，有 67 万人，排在第三位的是北卡罗来纳州，有 35.7 万人，这三个州的覆盖缺口超过一半（53%），而最少的阿拉斯加州只有 1 万人。医疗保险覆盖缺口人群占未参保非老年人的比例为 9%~30%，其中最低的阿拉斯加州和犹他州皆为 9%，最高的路易斯安那州为 30%。

美国平价医疗法案试图通过扩展医疗救助计划等来实现为无保险的人提供医疗保险和降低医疗保险成本的目标。相关数据显示，到 2015 年 6 月底，美国有 30 个州实施了医疗救助扩展计划，有 21 个州拒绝实施医疗救助扩展计划。对于医疗救助扩展覆盖群体的收入水平，美国有 27 个州执行联邦收入限制，其他各州对享受医保补助者收入限制并不相同。美国全境保费援助月均额为 272 美元，各州水平差别较大，在 158~536 美元。2015 年年底，美国国医疗保险覆盖缺口人数高达 370.8 万人，其中农村人口尤其缺乏足够的医疗服务，66% 的人是全职和兼职的贫困人口。

PPACA 已经明显改变了美国医疗保险状况，但其最主要的功能，如医疗补助计划扩张、发展负责的保健组织尚未完全实现。在美国现有卫生法律和 PPACA 提供的框架下，确保所有公民获得医疗保健是一个强制性的要求。尽管联邦政府表现得极其慷慨，但医疗救助扩展计划意味着在各州财政预算支出已经达到极限的情况下，还要增加额外支出，从而导致许多州拒绝实施这一计划。许多人士认为，医疗救助计划是一个破碎的体系，无论是受益人还是卫生服务提供者都表现极差，这一体系中再加入几百万人无疑会更加糟糕。因此，政府部门应该意识到，以追求公平为目标的医疗保险改革是一个漫长的过程，需要时间、毅力，对当前的政治、社会、行业系统有深刻的理解，并正视其固有的复杂性。

4.1.4　老年人全面照护计划（PACE）

1973 年，美国提出了老年人全面照护计划（PACE），其服务对象主要是生活不能自理的老年人。这是一种依托社区的综合护理模式，旨在为有长期护理需求的社区老年人提供更方便的服务。截至 2023 年年底，PACE 在美国 32 个州运营了 122 个项目，覆盖了约 3.8 万名老年人。

PACE 服务对象要求是年龄 55 岁以上的老年人。老年人需要由所在州认证其能够享受养老院护理服务，并且住在 PACE 组织服务区域内，并被批准能够在社区范围内得到长期照护。

PACE 为老年人提供长期护理的专业服务，可以保证其就地居家养老，具体包括三个方面：一是提供医疗服务。比如，为老年人提供专业的 PACE 医师，保证其专业的医疗，以及必要的住院和养老院护理。二是提供康复性护理。比如，个人居家护理和临时护理。三是提供各类健康管理服务。比如，营养建议和必要的社会服务等。PACE 提供的综合性服务内容广泛，服务范围远比医保、医疗救助规定的更为宽泛。

PACE 的最大优势是统合了老年人社区照护的筹资来源，降低了老年人享受社区照护的经济负担。在 PACE 模式中，90% 的参与者具有医疗保险和医疗救助双重资格。在医疗保险方面，按人头支付 PACE 费用，保险费率设置综合考虑人口的统计特征、诊断特征以及脆弱得分（日常生活能力的功能性"计划"得分）等风险因素，比较注重成本限制和效率提升。在医疗救助方面，医疗救助费率根据居住在养老院的个人和家庭及社区救助计划提供的医疗救助费用共同确定，各州之间差异较大。虽然费率很高，但不需要像管理型医疗救助机构那样精算认证。与各州其他长期照护方案相比，医疗救助费率直接决定了 PACE 的成本效益。根据美国国家 PACE 协会提供的数据，2007 年，符合双重资格的 PACE 参与者的平均费用为 2 968.76 美元/月。

PACE 模式的参加者多数是体弱多病且收入较低的人群，是医疗保险和医疗救助的双重资格者，医疗保险以提供短期治疗服务为主，医疗救助则提供长期照护服务。PACE 模式将短期治疗和长期照护服务整合在一起，方便了那些同时需要医疗和养老服务的低收入老年人；同时，以人头为基础，涵盖医疗、照护、交通等多项服务的单一支付系统，满足了老年人在社区健康生活而非去养老院养老的愿望。每个符合医疗救助资格的老年人居住在 PACE 中心每年需要花费约 16 800 美元，远低于入住养老院的成本。

4.1.5　拜登的医疗保健措施

美国是一个医疗卫生条件相对发达的国家，然而，其医疗卫生政策也面临着诸多挑战。2023 年 11 月 29 日，美国总统乔·拜登（Joe Biden）在科罗拉多州普韦布洛就他的"拜登经济学"经济计划发表讲话。拜登正在准备一揽子医疗保健措施，他的目标是在第二个任期内通过这些措施，其中就包括扩大降低胰岛素和其他药物价格的规定范围，以及通过永久化加强联邦保费补贴来进一步加强《平价医疗法案》。这些补贴已帮助约 1 000 万人负担得起奥巴马医改交易所的保险，加强的援助将在 2025 年后到期。据相关报道，拜登 2024 年或将成立一个专门致力于降低医疗保健成本的联邦特别工作组。该工作组将汇聚司法部、联邦贸易委员会以及卫生与公众服务部的代表，共同研究并应对美国医疗保健领域中的高昂成本问题。这一决策凸显了拜登政府对美国医疗保健体系中存在的高药价和服务成本问题的重视，也表明了其决心推动医疗保健系统的改革，以减轻美国民众的经济负担。

值得一提的是，此消息一经发布，美国联邦贸易委员会（FTC）已率先行动，举办了一场关于医疗保健市场私募股权投资的研讨会。该会议由联邦贸易委员会竞争局副局长劳拉·亚历山大主持，就医疗收购等议题展开了深入探讨。FTC 主席莉娜·汗在会议上发表了开幕词，强调了监管机构在维护医疗保健市场竞争和保护消费者权益方面的重要作用。

分析人士认为，拜登此次成立的联邦特别工作组有望对美国医疗保健行业产生深远影响。通过集中力量解决药品定价和服务成本等关键问题，该工作组有望推动医疗保健系统的透明度和效率的提升，进而降低民众的医疗支出。然而，这也可能对部分医疗保健公司的盈利模式和市场地位构成挑战。

4.2 德国

德国在 1883 年制定了《医疗保险法》，成为世界上最早建立医疗保险制度的国家，其医疗制度由三部分组成，包括法定医疗保险、私人医疗保险和法定护理保险。其中的主体制度是法定医疗保险制度，按其规定，年收入低于法定相关标准的雇员、失业人员、学生、残疾人等人员都有义务参加法定医疗保险。

4.2.1 高覆盖率的德国社会医疗保险体系

收入在相关标准之上的人员可自愿选择参加法定医疗保险或者私人医疗保险。21 世纪以来，德国大概有 91% 的人参加了法定医疗保险，约 9% 的雇员选择私人医疗保险，参保率基本上达到了 100%。法定医疗保险具有缴费的比例性和强制性，即参加法定医疗保险的人员都负有缴费的义务，一般由雇主和雇员分别按照一定标准共同承担缴费义务。因德国医疗保障制度奉行的是团结互助、社会共济的原则，要求收入高者多缴纳医疗保险费用，收入低者少缴纳医疗保险费用，但是其享有的医疗卫生服务是一致的，这使得所有人员不分高低贵贱都能享有同等的医疗服务，极大地体现了医疗卫生服务的公平性。对于参加法定医疗保险的人来说，其家庭成员还可以免费参保。私人医疗保险主要是针对少数高收入群体提供个性化、高效率、高水平的医疗保障服务，为已参加法定医疗保险的人群提供额外的投保机会，增加其保险服务范围，是法定医疗保险的重要补充。法定护理保险主要是针对德国日渐显著的老龄化问题而制定的，根据德国法律的强制规定，法定医疗保险和商业医疗保险都必须带有护理保险项目，无论是参加法定医疗保险还是参加商业保险，也都要参加护理保险。

4.2.2 补充性的医疗救助制度

因为德国的医疗服务体系较为完善，大多数人能够获得基本的医疗卫生服务资源，但还有大约 0.2% 的人没有参加任何医疗保险。针对这部分人群，德国没有设立单独的医疗救助制度，而是通过一定的政策倾斜来保障困难人群参加法定的医疗保险体系。

因此，德国医疗救助对象针对的是没有能力参加法定医疗保险的贫困人群，具体包括两类：一是低收入者、贫困人员以及因为医疗大额支出造成家庭贫困的低收入家庭；二是一些特定人群，如孕妇、老年人、孤儿等。救助方式主要是直接资助其参加法定医疗保险以及减免自付部分的费用等。

因经济原因没有能力加入法定医疗保险的人群由政府直接资助参加强制社会保险，不同人群由不同的部门负责管辖，如失业者由联邦就业中心负责缴纳保险费用，退休人员由养老机构承担保险费用，等等。德国医疗救助的内容与社会医疗保险服务的内容相一致，具体包括疾病治疗、孕产生育救助以及重特大疾病护理救助等。其医疗救助的资金主要由政府承担，其中联邦政府承担 25%，市级政府承担 75%。

任何制度都不是一蹴而就的，德国的医疗保障制度在发展过程中也存在很多问题，如财政负担过大、医疗机构与政府之间的冲突较为激烈以及老龄化造成的法定保险公司的亏损较为严重等。近些年来，德国的医疗保障制度不断进行改革，主要在降低医疗保险费用支出、控制医疗成本并且适当地增加参保人的责任等方面。总体来说，德国的医疗体系强调社会成员之间的共济互助，具有较强的公平性，有效地解决公民的医疗问题，在世界范围内也有较高的声誉。

德国实行的是以法定社会医疗保险为主、私人医疗保险为辅的体制，大体上实现了全民医保。其中，88%的民众享受到疾病基金的保障，8%的民众参加了商业性保险，2%的民众享受到公费医疗，只有 2%的民众没有任何医疗保险。

社会医疗保险制度是国家通过立法形式强制实施的，由雇主和雇员按一定比例缴纳保险费，建立社会保险基金，是用于雇员及其家属看病就医的一种医疗保险制度。投保人缴纳保险费主要取决于经济收入，而享受的医疗保险服务却不因缴纳费用的多少而不同，从而使得健康人与患者之间、高风险者与低风险者之间、单身者与有家庭者之间、年轻人与年老者之间、高收入人群与低收入人群之间互助共济，充分体现社会医疗保险的公平性。

在这种互助共济的体系下，德国医疗救助主要针对加入医疗保险有困难的人群，采用的形式是由政府资助其享受医疗保险待遇，如失业者的医疗保险费由劳动局支付，养老金领取者的医疗保险费由养老保险机构承担，等等。此外，雇员的子女和无工作的配偶不需要缴纳保险费也可以享受医疗保险待遇。和其他社会救助一样，德国的医疗救助主要针对一般低收入家庭和特殊困难家庭，以及高龄、残疾和生育等特殊需求者，救助标准比一般标准高 30%。

为了医疗保险基金的收支平衡，近年来，德国开始从一部分退休金领取者中征收一定的医疗保险费；同时，加强了审核，投保人的收入一旦超过一定水平，就将其从原来的救助名单中排除。

4.2.3 社会互助式的社区整合照护体系

德国作为保守主义福利体制的典型国家，在老年照护服务领域重视家庭责任与社会互助，建立了长期护理保险制度，并以长期护理保险与医疗保险制度为支撑，形成了社会互助式的老年人社区整合照护体系。具体内容包括以下三点：

（1）通过互助思想来引领"居家养老"。在同龄老年人互助方面，德国政府鼓励老年人抱团养老，组建"照护朋友之家"，老年人能够既共享照护服务，又互帮互助。此外，老年人还可以申请长期护理保险金，申请到的启动资金可以用于修缮适老化的团队共有住房。在跨代互助上，德国政府采用"多代屋"计划，建设"多代屋"，为社区内的老年人和年轻人提供一个共同活动场所。老年人能够向晚辈传经送宝，年轻人也可以教会长辈使用数字产品。这种项目为老年人提供了与他人精神交流、互相学习的可靠空间。

（2）鼓励发展互助养老的时间银行。德国政府打造了时间银行，记录下年轻人社会志愿服务的时间，允许其年老时从时间银行提取"时间存款"，享受新一代的年轻人照护服务，从而开创了"年轻时服务老年人，老年时享受年轻人服务"的全新局面，保障了人力照护的代际传承。

（3）重视对家庭照护者的保障。德国社会普遍认为，社会互助式照护的重要基础力量是家庭照护者。德国政府颁布了《护理假期法案》和《家庭护理假期法案》等相关法律，希望从时间和经济等方面来保障家庭照护者。比如，通过长期护理保险发放护理津贴，来鼓励家庭照护者对近亲属老年人的照护行为。从 2015 年开始，雇员申请的对近亲属老年人护理的"十天假期"与护理津贴挂钩，可以在此期间向长期护理保险申请护理津贴；当家庭照护者因病、因故难以照护时，长期护理保险基金能够提供替代护理服务的资金支持。

4.3 法国

4.3.1 法国的医疗保障体系

法国的医疗救助制度是基于法国医疗保障体系建立的，而法国医疗保障体系由强制性基本医疗保险制度、自愿性补充医疗保险制度和医疗救助制度构成。

4.3.1.1 基本医疗保险制度

法国基本医疗保险制度按照劳动性质和行业分为三大类别，即工商业企业职工保险，覆盖工商企业雇员；农业社会保险，覆盖农业行业从业人员；独立劳动者社会保险，覆盖非雇用制劳动人员，主要指自由职业者和个人工商户等。除此三大行业外，法国还设有一个特殊行业医疗保险，参保对象主要为铁路、矿业、海运及煤电部门等工作人员，如法国国家铁路公司的医疗保险制度。尽管法国人依行业被划入不同的医疗保险制度，但缴费与赔付原则在全国范围内并不存在地域和行业的区别。

4.3.1.2 自愿性补充医疗保险制度

由于医疗费用的共付机制，法国强制性医疗保险对医疗费用补偿比例只有 77% 左右，因此绝大多数法国居民购买了不同形式的补充医疗保险，主要包括互助型补充医疗保险、商业补充医疗保险和其他集体性补充医疗保险等。其中，互助型补充医疗保险占补充医疗保险市场的份额最大，约为 56%；商业补充医疗保险和集体性补充医疗保险分别占有 24% 和 20% 的市场份额。2010 年，有 96% 的法国人购买了补充医疗保险。

4.3.1.3 医疗救助制度

法国基本医疗保险权益是建立在职业活动基础上的，因此强制性基本医疗保险并不能覆盖全体社会居民。1999 年，法国颁布了《贫困者医疗救助法案（CMU）》，将不属于固定就业群体的社会贫困人员以及没有足够劳动收入缴纳社会保险费的人群都囊括到了基本医疗保险制度内，社会贫困人群无须缴纳保险费，由国家财政确保他们能够享受到与就业人群平等的医疗保险权益。至此，法国真正实现了医疗保险制度全民覆盖。

4.3.2 法国低收入群体医疗保障制度

4.3.2.1 基本医疗保险制度中内嵌了医疗救助机制

法国医疗保险制度中内嵌了两个再分配机制：连带参保机制和重大疾病风险保护机制，这两个内嵌机制对解决低收入群体医疗负担起到非常重要的作用。首先是通过连带参保这一不同收入阶层之间的纵向再分配机制，将那些不具有被保险资格但与被保险人有一定事实关系的人纳入医疗保险中，享有相同的医疗保险待遇，即"一人参保，全家受益"，主要包括参保人没有收入的配偶和子女。其次是不同健康状况群体之间的横向再分配机制，即重大疾病风险保护机制。"低收入人群的健康状况差于高收入人群"这一论断已被多个学者的理论与实践验证，因此重大疾病风险保护机制具有较强的利贫性。通过重大疾病风险保护机制，参保人因"需要长期治疗疾病"和意外事故发生所产生的医疗费用可以获得基本医疗保险制度的全额报销。相关资料显示，法国有近 800 万名"需要长期治疗疾病"患者，他们的医疗消费总额占据整个基本医疗保险费用总支出的64%。这一机制很好地解决了来自低收入阶层的患者可能发生的"因病致贫"问题。

4.3.2.2 医疗普惠和补充医疗救助津贴制度

法国针对低收入人群的医疗救助制度由医疗保险普惠制度（CMU）和补充医疗救助津贴（ACS）构成，这是基于收入审查的纵向再分配机制。CMU 包括 CMUB 和 CMUC 两个层次。其中，CMUB 受益人可以免费获得和基本医疗保险参保人同等的医疗保险待遇，享受基本医保所有的全额赔付项目，但也要履行基本医疗保险制度规定的同等义务，即个人要承担规定内的自付费用，主要指的是医生诊费和药品费用的自付部分，覆盖对象是社会贫困人群或没有足够经济能力继续缴纳基本医疗保险费的低收入人群。法国的全职职工最低雇用工资标准为 1 500 欧元/月，企业全职职工都必须达到这个标准，因此都必须参加企业职工的基本医疗保险制度。2014 年申请医疗救助的单人家庭年收入标准是 9 601 欧元，年度收入在 9 601 欧元以下的家庭属于贫困群体，可以申请获得 CMUB；如果家庭年收入超过相应标准，但其雇佣合同是非全职职工工作合同，即临时工作合同、短期工作合同等，因无法持续工作获得足够收入缴纳基本医疗保险费的家庭，申请人需按家庭收入的 8%缴纳医保费用而享有 CMU 资格。2011 年，这类参保人只占全部 CMU 受益人的 3%。CMUC 提供免费的补充医疗保险权益，其受益人利用基本医疗保险补偿范围内所有项目无须缴纳任何自付费用，根据法律，甚至可以免费享受到固定限度内的牙科治疗、眼科及某些医疗设备（助听器、义肢等）医疗服务。2014 年，约有 500 万人的补充医疗保险由 CMUC 提供，占拥有各种补充医疗保险人口的 7.4%。

为了促使收入略高于 CMU 收入标准的人群也能全部拥有补充医疗保险，法国政府于 2004 年 8 月 31 日颁布了法律，由此创立了补充医疗救助津贴制度（ACS），该制度覆盖对象是家庭收入略高于 CMU 家庭年度收入上限至 135% 范围内的低收入边缘人群。2014 年申请 ACS 的收入标准是单人家庭年收入为 8 645～11 600 欧元。这一群体可以利用 ACS 津贴购买私人补充医疗保险或者提高补充医疗保险待遇。由于补充医疗保险制度的保险费与受益人年龄和家庭人数有关，因此 ACS 津贴额度根据受益人的年龄和家庭人口数不同，从 100 欧元到 500 欧元不等，可以支付医疗保险费用的60%～70%。

4.4 英国

英国的公共医疗系统（NHS）为所有居民提供免费医疗服务。对于老年人而言，政府提供了各种医疗保障措施，包括免费药品、养老院护理等。但是由于医疗服务需求量大且融资不足，NHS 面临着巨大的财政压力。

英国是较早建立医疗救助制度的国家。早在 1601 年伊丽莎白女王就颁布了旧的济贫法，之后在 1834 年又颁布了新的济贫法。之所以称为"新旧济贫法"，两者的主要区别在于对贫困人口实施医疗救助的方式上从原来的提倡院外救助转变为较严格的院内救助。随着新旧两项济贫法的颁布，英国的医疗救助制度开始一步一步建立起来。

4.4.1 英国医疗救助的相关立法

济贫法的医疗救助服务主要由济贫医院提供。由于当时政治、经济等原因的限制，济贫医院的药品和床位极其缺乏，因此其对于提供服务的对象要求十分严格，甚至考虑到人品问题。这样一来，就导致受救助的对象十分有限，并且只能得到最低的医疗救助。除济贫制度之外，一些组织自发成立医疗救助委员会，如工会组织、慈善组织就为其他的困难人群提供医疗救助。

1911 年英国颁布了《国民健康保险法》，总的来说，仍延续了济贫法的一些缺点和不足，不能很好地解决困难群体的医疗救助问题。1942 年，英国政府通过了以"国民保健服务"为支柱的《贝弗里奇报告》，该报告由英国经济学家威廉·贝弗里奇制定，其主旨是用一种崭新的、更加完善的社会保障制度将英国变为福利国家，将社会保障覆盖英国全体国民，并为他们提供"摇篮与坟墓"。《贝弗里奇报告》对第二次世界大战结束后的英国福利社会的建设产生了巨大的影响，其主张的社会福利可以被概括为"3U"思想原则，即普享性原则，意指所有公民不论其职业为何，都应被覆盖以预防社会风险；统一性原则，意指建立大一统的福利行政管理机构；均一性原则，意指每一个受益人根据其需要而不是收入状况获得资助。在此基础上，英国政府又于 1944 年拟定了《国家卫生服务法》，并于 1948 年在全国实施。该项法律的实施，标志着英国全民享受医疗保障制度的开始，也因此，困难群体享受医疗救助就具有了法律的依据。

进入 20 世纪 70 年代，英国的保守党和工党在执政期间一直坚持实行对社会弱势群体的倾向政策，并对老年人、残疾人、儿童优先提供医疗救助政策，这就是后来被称为"灰姑娘"的救助制度。

1976 年，工党政府发表了关于"英格兰保健与个人社会服务的优先权"白皮书，这也是因为当时英国政府出现了财政危机，为使医疗保健服务能在政府资金不足的状况下正常运行而做出的政策选择；同时，工党政府还提出用最低的成本满足最需要者的医疗服务。之后，保守党上台仍执行与工党相同的政策。1989 年 1 月，英国政府发布了《医疗制度改革白皮书》，这也是英国政府免费医疗制度实施多年来最重要的一次改革，根本目的是减少政府财政压力，提高国有医疗机构工作效率，确保医疗保障资源公平享用。就这样，英国的医疗救助制度逐渐发展了起来。

4.4.2 英国的医疗救助制度的发展和管理

要享受医疗救济待遇的贫困群体必须事先进行申请，申请救济的人要接受生活状况及医疗需求状况的调查，调查后是否给予救济要根据官方规定来确定。英国的医疗救助标准和社会救助标准一样，每年都由国会规定，它是按照贫困群体的医疗需要水平加以确定的，一是体现"正常医疗需要"的基本待遇，二是体现"特殊医疗需求"因素。虽然英国的救助标准每年都在变，但英国的医疗救助制度更多地体现了政府对于贫困群体的重视。

英国于 1948 年建立了国家卫生服务制度（NHS），其服务宗旨是：不论个人收入状况如何，只依据人们的需要，提供全面的免费医疗服务。NHS 资金构成中的 82% 来自政府财政拨款，12% 来自国民保险税，其余部分来自社会及慈善机构的捐款和其他收入。

为了保障医疗服务的公平性，英国对特定的人群实施医疗救助，救助对象主要是老年人、身体欠佳者、享受任何一项政府津贴者、税收抵免者和低收入者。救助政策详细规定了享受各种资助的资格条件，如"NHS 低收入方案"可以为低收入者提供相关 NHS 自费费用资助，资助数量取决于申请者的收入状况和应付费用，有费用全免和部分免除两种形式。

政策规定，上学儿童、50 岁以上老年人、失业者、低收入者和怀孕妇女是不必支付处方费用的，住院病人的所有药费也是免费的。而且据估计，还有 87 种类型的英国国家医保所承担的疾病也不用病人自掏腰包。此外，体弱多病经常需要支付处方费用者还可以通过购买预付凭证节省费用。英国医疗救助有严格的审批机制和约束机制，一旦查出弄虚作假者，将处以费用 5 倍的罚款。

4.4.3 英国先锋整合照护计划

针对老年人整合照护的医疗救助，2015 年英格兰国民保健服务体系推出了先锋整合照护计划，并在《2019 年国家卫生服务长期计划》中承诺推广"先锋新护理模式"的整合原型。该计划覆盖英国约 9% 的人口，旨在基于不同机构的合作，促进全人群或居家人群的健康、护理和康复服务协调，降低医院利用率。

该计划在英格兰选取了 50 个地区作为 5 种护理模式的"先锋"：多专业社区提供者（multispecialty community providers，MCP）、初级和急性护理系统（primary and acutecare systems，PACS）、加强的护理院保健设施（enhanced health in care homes，ECH）、紧急和急诊护理网络（urgent and emergency care，UEC）和急症护理协作网络（acute care collaborations，ACC）。其中，MCP 和 PACS 是基于人群的模式，旨在通过促进全科医生、

医院、社区和社会护理服务的紧密整合，将专科护理从医院转移至社区，并灵活地适应当地人群的需求。卫生保健服务的重点是护理院入住老年人，参与机构包括国家医疗服务体系、地方当局、志愿部门、照顾者和亲属。MCP、PACS 和 ECH 试点专注于改善初级、二级、社区和社会护理之间的融合，并期望社区提供多样化的整合照护。UEC 和 ACC 的重点则是更好地组织医院和急救服务提供护理。

每个先锋试点均采用独特的方法整合服务，可大致归为两类：①将现有的综合小组扩大至精神卫生和初级保健，为有长期健康问题的老年人和有复杂需求的家庭提供"联网护理"；②给老年人自身赋予权力，以达到自我护理和自我支持的目的。英格兰国家医疗服务体系的混合内部分析显示，23 个 MCP/PACS 先锋试点的紧急入院人数增长率比其他地区降低了6%，减缓了急诊住院人数的上升速度。

英国的先锋整合照护计划本质上运用项目管理的方式，打破了社区整合照护的行政壁垒，用 5 种护理模式分类统合全科医生、医院、社区和社会护理服务的行政管理，实现了社区整合照护行政管理的协同治理。这种以分类项目计划来提升行政管理协同的方式，能够在不对现有政府组织架构大幅调整的情况下，以项目管理的方式来提升社区整合照护的行政管理效率，值得我国借鉴。

4.5　瑞典

瑞典医疗救助制度作为斯堪的纳维亚国家的典范，既学习了英国的社会保障框架，又基于自身的国情特点建立了独特的瑞典式医疗救助制度。

4.5.1　瑞典医疗救助制度的思想背景

英国的"贝弗里奇方法"被看作在第二次世界大战结束后为英国社会保障立法提供了一个框架，而且更重要的是，这种方法对斯堪的纳维亚国家确定符合自身状况的社会救助体系影响深远。作为福利国家的典型，其社会保障体系之大、覆盖面之广，得到了世界的认可。在半个多世纪的时间里，瑞典建立起了一整套社会救助制度，在理论体系上较为成熟，在实践上也有许多可以借鉴之处。瑞典政府在英国的《贝弗里奇报告》影响下，接受了报告中强调的社会福利的普享性、统一性和均一性"3U"思想原则，确定了其福利国家的"公民权利、普遍性与统一性"原则，并逐步建立起"瑞典模式"，这种模式成为福利国家的榜样。本书希望通过对瑞典的社会救助制度进行阐述，找到其优点和缺点，以期能够为我国执行科学的救助制度之路提供参考。

瑞典社会救助制度的理论基础还包括瑞典学派的经济理论和政策主张。维克塞尔是瑞典学派最有影响力的先驱，他对贫困问题尤其关注，并从经济学和公共财政等方面提出了解决贫困的主张，指出应当规定适当的价格和最低工资。维克塞尔（1898）认为，为增进社会总体福利，"我们一旦认真开始把经济现象看成一个整体，并为这个整体寻求增进福利的条件，就必然为无产阶级的利益进行考虑"，"工人阶级应当得到像所谓的福利国家的养老金和其他形式的社会保险等的第二种分配，以保障他们的正常生活，并为退休提供经济保障。"

拉布的社会思想主要集中在退休老年人和贫困老年人的公共救助方面，他主张建立缴费的养老金制度，并认为养老金津贴只能向有需要的老年人支付。林德伯格提出的"自由社会民主主义"强调，国家调节在收入分配均等化、经济稳定、公共福利等方面发挥了非常积极的作用。林德伯格认为，瑞典的中间道路是混合经济模式（政府干预经济），实行的是稳定经济政策、收入再分配政策、公共消费政策、反垄断政策等。这些都共同成为推动瑞典社会救助制度出现的重要理论基础。

4.5.2　瑞典的社会救助模式

瑞典的社会救助模式采用的是混合法，既混合了英国的"贝弗里奇方法"，又混合了德法所沿袭的俾斯麦模式。罗布若克在谈到欧盟成员国时提到，"各国的制度或多或少地带有这两种社会保障制度之一的特征。比利时、法国和德国体系沿袭了俾斯麦模式，而丹麦和英国体系则是采纳了贝弗里奇的思想。甚至存在第三种选择，这就是那些混合了两种类型体制的体系，如荷兰体系和瑞典体系。"

既然是制度，就不会这样简单被定性。比如，同是受贝弗里奇思想的影响，瑞典的社会保障供给却比英国的社会保障供给更具有综合性和普遍性，但这并不能解释为什么瑞典的社会保障开支会更高。

4.5.3 瑞典的社会救助对象

瑞典的社会救助对象包括五类：第一类是低于规定收入水平的家庭；第二类是没有参加其他相关失业保障制度或者其他各种失业保障措施难以满足其需要的失业者；第三类是没有参加健康保险制度或健康保险制度难以满足其需要的患病者；第四类是陷入企业纠纷难以得到正常收入者；第四类是家有儿童，不得不在家照看而不便寻找工作的人。

到 1992 年年底，瑞典总的社会救助金额超过了经济合作与发展组织（OECD）所有成员国的平均值。在现金的发放上，1995 年个人每月能够领取到 3 453 克朗，一对夫妻每月可以领取到 5 722 克朗，4~10 岁的儿童每月可以领取到 1 962 克朗。瑞典社会救助领取克朗的具体项目及金额见表 4.1。

表 4.1　瑞典社会救助每月领取克朗的具体项目及金额

单位：克朗/月

项目	个人	夫妻	婴幼儿 0~3 岁	儿童 4~10 岁	青少年 11~20 岁
食品	1 595	2 868	824	1 119	1 315
衣物和鞋子	402	794	295	369	378
休闲	187	378	98	173	238
个人关怀	131	271	196	48	74
家用物品	116	164	—	—	—
家具、电视、收音机	417	541	220	220	220
报纸、电话	360	384	—	—	—
电费	155	164	—	—	—
保险	33	42	—	—	—
医疗/护牙费用	57	116	33	33	33
总计	3 453	5 722	1 666	1 962	2 258

数据来源：根据相关统计数据整理。

可见，瑞典将社会救助的内容做得非常细化，使公民能够切实地享受到实惠。20 世纪 90 年代后半期，随着经济的复苏，失业人群重新工作。此时，享受瑞典福利项目的人数反而迅速下降，在 2002 年下降至 34.3 万人，占总人口数的 4.9%。

4.5.4　瑞典的社会救助模式特点

瑞典实行养老金制度以来，其社会保障制度已经发展成为与收入相关联的公民养老金制度。这种制度覆盖面广，与贡献大小无关，非常有助于老年人降低对社会救助金的依赖程度。

1982年，瑞典社会民主党政府颁布了《社会服务法》，代替《社会救助法》成为社会救助和社会服务制度的基本法律。该法案的基本内容包括：救助必须满足个体正常的生活，同时这种救助应该足以为扶助个人能够独立生活而设计；设立社会福利委员会负责社会救助事项。该法案赋予社会福利委员会很大的责任，要确保那些真正需要帮助的人得到救助。同样，社会福利委员会要制定措施营造对青少年、老年人和其他需要特殊关怀的人群良好的社会氛围。社会福利委员会需要评估个人的权利，这些权利包括就业、住房和教育等。

瑞典的社会保障体系由中央政府机构管理，在大多数地市都设有办公地点管理保险金。社会救助也不例外，各个地市级的社会救助机构承载着政治、财政和文化上的义务。

因此，瑞典社会救助制度有以下五个显著的特点：

一是建立起了与社会成员密切相关的补救型社会救助体系，体现了普遍性的原则。与此体系相对应的，是较高的津贴标准。该制度在对工作调查与培训方面的要求也非常严格，在执行的过程中，瑞典政府始终把公平作为最终目标。

二是对收入和财产执行严格的家计调查制度。在发达国家中，瑞典可谓是家计调查制度执行最为严格的国家之一。

三是瑞典的社会救助金主要来自联邦政府、地方政府和雇主，雇员基本上不缴纳，享受福利被视为公民的基本权利。瑞典政府不仅是制度的设计者，也是制度有效运行的支柱，承担着重大责任。

四是重视失业问题，将劳动力市场的充分就业作为优先发展的目标。瑞典的失业率普遍低于欧盟其他国家，其原因除了政府努力创造就业机会外，还得益于政府实施的"积极劳动力市场政策"。该政策将失业保险的重心从单纯的补贴救助转向创造就业机会，在失业保险的内容中增加了保障就业的因素。瑞典政府对那些供过于求或失业人员进行免费的失业再培训和专业培训，并提供培训津贴及相关的学习费用。

五是瑞典的社会救助制度覆盖面广、包含项目多。瑞典的社会救助制度在社会保障体系中只起到补充作用，全民的普遍福利制度可以部分替代社会救助功能。

4.6 日本

日本实行全民医疗保险制度，除了少部分自费项目外，几乎所有的医疗项目都可以享受到政府的补偿。其社区护理服务也很发达，政府鼓励家庭和社区为老年人提供支持和护理。但是，由于老龄化问题日益突出，日本政府的医疗保障支出持续增加。

4.6.1 日本医疗救助制度的形成和演变

日本医疗救助制度是随着医疗保障制度的发展变革而不断完善的。从总体上看，日本医疗救助制度大致经历了形成时期、发展时期和改革时期三个发展阶段。

4.6.1.1 形成时期：1868—1945 年

1868 年，日本进入明治时代，明治政府积极学习借鉴西方发达国家先进的社会保障制度。为缓和第一次世界大战结束后日本紧张的劳资关系并推动经济健康发展，日本政府于 1922 年参照德国的疾病保险法制定了针对劳动者的《健康保险法》。《健康保险法》有效保障了劳动者的健康权益，但是受自然灾害、资源不均等因素的影响，一般国民的健康却无法得到有效保障。为此，日本政府于 1938 年又制定了针对一般国民的《国民健康保险法》，为老年人、农民和个体经营者等提供基本的医疗保障。

这一时期，为了稳定社会秩序，日本开始有意识地动用国家力量为贫困群体提供医疗救助。1932 年，日本出台了《救护法》，这是日本第一部有关政府救助的法律，标志着日本现代意义医疗救助的开始。但是，这一时期的医疗救助尚处于起步阶段，医疗救助的范围、力度和措施都还很不完善。

4.6.1.2 发展时期：1946—1973 年

第二次世界大战给日本的经济和社会造成了巨大损失，也给国内的社会保障制度带来了巨大冲击。因此，日本在 1945 年之后开始进行社会保障制度重建工作，并于 1961 年实现了"国民皆保险"这一目标，成为继英国、挪威之后，世界上较早实现医疗保险全覆盖的国家之一。

这一时期，日本政府从两个方面进行了医疗救助制度建设的尝试：一方面是驻日盟军总司令部（GHQ）对日本进行的医疗制度改革。1946—1951 年，克劳福德·萨姆斯参照美国的医疗制度对日本医疗制度进行现代化改革，但由于 GHQ 在日本进行的医疗制度改革与日本国情有所冲突，该项改革未能在日本施行。另一方面是日本政府不断进行的重建医疗救助制度的尝试。1946 年，日本颁布并实施了《生活保护法》，标志着日本的现代医疗救助制度的建立。该法案规定了政府对贫困人口的救助责任，即政府应该对陷入医疗困境的人口提供必要的医疗救助，保障贫困人口享有基本的医疗服务，以确保医疗惠及全体国民，维护全体国民的健康权利。

1950 年，日本政府对《生活保护法》进行了全面修订，强调医疗救助不仅限于对其进行直接的医疗救治，而且要使受助者自立自强。至此，医疗救助开始走向一个从消极救助向积极救助转变的新阶段。

这一时期的日本医疗救助制度建设是在经济持续高速增长的背景下进行的，而且受福利国家"从摇篮到坟墓"思潮的影响，医疗救助的项目水平显著提高，与之相关的医疗保障制度也不断出台，日本医疗救助制度日臻完善，并成为医疗保障体系的一个重要组成部分。

4.6.1.3　改革时期：1974 年至今

日本较早实现了"国民皆保险"社会保障制度工作目标，且建立了涵盖医疗救助制度的较为完善的社会医疗保险型医疗保障体系。但是，日本的社会保障以经济发展作为制度可持续的唯一支撑点，在经济出现危机时，社会保障制度大厦必然出现倾斜。

日本经济受第一次世界石油危机影响开始由高速增长转为低速增长，经济持续衰退，加之日本政府实施了老年人免费医疗、高额疗养费制度等一系列慷慨的医疗保障制度，致使医疗费用急剧增加，政府财政支出大幅上升。厚生统计协会编制的《国民福利动向》提供的数据显示，1974 年，日本的国家财政支出为 969 亿日元；到 1980 年年底，日本的国家财政支出则高达 5 420 亿日元。

为缓解高额财政支付压力，日本政府着手进行社会保障制度改革。如1982 年，日本政府出台了《老人保健法》，提出"40 岁保健、70 岁医疗"的原则，对此前实施的老年人免费医疗制度中存在的偏重医疗、忽视预防和保健问题进行纠正。此后，日本政府又分别于 2002 年、2006 年、2009 年对保健法、医疗保险等进行了多次修订和改革。在医疗救助方面，为进一步提高救助资源利用效率，2013 年，日本政府对 1950 年修改的《生活保护法》再次进行修订，加大了对救助对象个人资产、健康状况等方面的监督力度，确保政府有限的财政资金能够最大限度地发挥救助作用。

这一时期的医疗救助制度改革以缩减政府公共事业经费投入、提高救助资金使用效率和救助项目的协同性为大方向。医疗救助制度改革中更加重视保健与预防，关注受助者人力资本的恢复与脱贫能力的提升，积极倡导自立精神，培养个人适度负担医疗费用的意识。同时，政府大力拓展民间团体及个人参与医疗服务和提供医疗救助资源的渠道，形成了医疗救助多元参与格局。

4.6.2　日本医疗救助制度特点

日本医疗救助制度在构筑贫困群体医疗保障安全网、维护社会公平等方面发挥了重要作用。为了应对财政资金供给不足以及日益严峻的人口老龄化等问题，日本的医疗救助制度在理念设计和相关制度实践中不断创新，形成了鲜明的特色。

4.6.2.1　实行积极医疗救助，重视疾病预防与保健

日本的医疗救助秉承积极救助理念，重视受助者的人力资本恢复和能力提升，强调疾病预防保健等"上游干预"措施，最大限度地促进受助者自立。其目标是使受助者经由救助阶段缓冲而自立自强，最终融入社会。

日本发布的《生活保护法》第一条明确规定，国家有义务保障所有贫困国民最低限度的生活，并帮助其自立自强。1950 年，日本对《生活保护法》进行重修后，进一步强化了国家帮助受助者自立的目标。医疗救助不再局限于救治本身，而是从侧重提供直接救治转变为侧重通过对贫困弱势群体提供医疗救治服务和保障而使其自立。

为实现这一目的，日本在医疗救助中，一方面增加了对接受医疗救治家庭和个人进行定期访问和指导的规定。这一举措的目的是评估受助者的康复状况和发展能力，以便培养和激发受助者的才能，促使其尽快成为社会的合格一员，早日重返"国民皆保险"体系。另一方面通过实施"上游干预"措施，加强医疗救助与医疗保障体系中保健和疾病预防措施的联系，提高整个公共卫生系统疾病防控能力。如日本政府认为，一个人中年

时期的健康状况会对其老年时期的健康产生重要影响。为此，日本政府规定，40~74 岁的投保者每年必须做与生活习惯病相关的体检，通过体检结果甄别出发病高危人群作为重点保健对象，保健师、营养师等将对其生活习惯进行积极干预，对其生活习惯（运动、饮食）做详细的改善指导、跟踪随访，6 个月后复查。

又如日本利用 2006 年对护理保险制度进行修订的时机，开始建立预防疾病的护理体系，积极推行即使不利用护理保险服务也可以健康生活的措施。

日本通过保健预防与医疗救助措施的上下游联动，降低了国民疾病发生的风险，减少了医疗费投入，同时也使医疗救助这道最后的安全网更为牢固。

4.6.2.2　医疗保障体系内嵌的多道健康保障防线减轻了医疗救助压力

日本政府为国民构建了包含健康保险、共济组合、船员保险、国民健康保险以及后期高龄者医疗保险制度等在内的多层次公共医疗保障网络。此外，为预防国民家庭因灾难性家庭医疗支出导致的贫困，日本政府于 1973 年创设了高额疗养费制度。

高额疗养费制度创立之初，只是覆盖了一部分弱势群体，但从 1984 年开始覆盖了所有人群。该制度采取自付封顶补偿模式，即实行个人自付费用封顶，而非保险补偿额度封顶。高额疗养费制度是在医疗保障体系中为防止低收入群体"因病返贫致贫"设置的第一道防线。

同时，基于老龄化形势日益严峻，以及老年人极易因病致贫的社会现实，日本政府通过实施一系列老年人医疗保健政策实现公共医疗资源向弱势群体倾斜。比如，1973 年，日本根据《老人福利法》开始对 70 岁以上老年人实行免费医疗制度；20 世纪 80 年代，日本又建立了老年人保健制度来应对老龄化；为解决老年人长期住院医疗费用比较大的问题，日本政府把护理和康复从医疗中分离出来，建立了介护保险制度；为维持和提高老年人医疗及护理质量，2008 年，日本建立了对 75 岁以上老年人及 65 岁以上残疾或卧床老年人进行医疗支援的"后期高龄者医疗费制度"；等等。

从总体上看，日本医疗保障体系内嵌多道健康保障防线，形成了一个覆盖全民且向贫困弱势群体倾斜的严密医疗保障网。置于这张网的庇护之下，贫困弱势群体可以享有较为全面的医疗保障，"因病返贫致贫"风险显著降低，而这也在客观上减轻了日本的医疗救助压力。这其实也是与其他发达国家相比，日本医疗救助人数相对较少的主要原因。

4.6.2.3 广泛动员社会各方力量，实现医疗救助多元参与

日本医疗救助坚持以政府为主导，注重发挥各级政府在救助资金供给方面的作用。与此同时，日本医疗救助中还十分重视发挥各种社会组织在医疗救助资源和服务传递中的作用。比如，民生委员会、共同募金会和红十字会等社会组织在日本的医疗救助中就发挥着重要作用，其中日本的民生委员会是协助政府实施和管理医疗救助的非政府组织。

民生委员会最早出现于 20 世纪初。1950 年，日本政府颁布了新《生活保护法》后，民生委员会成为国家救助制度的法定协助单位，其在掌握居民的切实需求、为受助者自立提供必要的援助以及协助社会福祉事务所开展相关行政工作等方面发挥着难以替代的作用。

日本的共同募金会是长期进行募集和发放社会救助资金的民间组织，21 世纪以来，其已在都、道、府、县设立了 36 个分支共同募金会，每年基于地域福利活动计划形成当年的募捐目标额，并分别在各自的地域内进行募捐活动。

日本的红十字会是负责医疗救助实施的社会主体之一，通过联合地域志愿者和有关机构，开展红十字医院日常工作、突发公共卫生事件救助、灾害救助以及血液事业等各种社会福祉事业，为需要社会支援的受助者提供紧急医疗等多种社会支持。

日本政府通过广泛的社会动员，实现了医疗救助的多元参与，构建了完善的医疗救助资源传递系统，这不但极大地减轻了日本政府医疗救助的压力和负担，而且更加有效且全面地满足了贫困者的医疗救助需求。

4.6.2.4 重视发挥商业保险对公共医疗体系的减压作用

日本医疗保障体系是由社会医疗保险、医疗救助和商业健康保险等组成的多元保障模式。毫无疑问，在"国民皆保险"的社会保障制度下，社会医疗保险为保障日本国民乃至合法滞留本国的外国人的健康设置了一道牢固的安全网；医疗救助则为运用自有资产和能力仍不能维持基本生活及自身健康的家庭和个人构筑起了最后的防线。

然而，人口老龄化以及经济增速放缓等因素使得日本社会医疗保险费用激增，财政支出不堪重负，社会医疗保险的可持续性亦受到威胁。为此，日本政府也十分重视发展商业健康保险，利用商业保险的市场运作分散保障基金的赔付风险，提高保险资金的运作效率，以此减轻公共医疗体

系的财政压力。

日本政府采取了一系列措施鼓励商业健康保险发展，消费者购买商业保险所支出的保费都有一定额度的免税扣除，企业为员工购买的医疗保险在一定条件下可全额作为亏损处理。日本政府还通过对部分或全部责任准备金免税等方式为保险公司提供税收优惠。

21 世纪以来，日本商业健康保险和公共保险相互补充，商业健康保险的保险范围与政府主导的公共保险的范围类似，覆盖住院、手术以及意外损伤等内容。如日本著名商业健康保险公司——日本生命保险公司主要经营入院综合保险、癌症医疗保险、特定损伤保险三种保险项目，其保险范围涵盖了为住院、外来手术等准备的保险，为癌症住院、手术等准备的保险以及为治疗因意外事故引起的骨折、关节脱臼、肌腱撕裂而准备的保险。日本商业健康保险的发展在一定程度上缓解了公共医疗体系的压力，且形成了政府、市场、社会和个人责任共担的国民医疗保障系统，强化了医疗保障体系功能。

4.6.3 《长期护理保险法》改革中的以社区为基础的整合照护医疗救助体系

2012 年，日本在对《长期护理保险法》的改革中提出了建设以社区为基础的整合照护医疗救助体系，预计于 2025 年完成。该体系试图整合急性医疗护理和长期护理，为慢性病和残疾老年人提供连续的社区医疗资源，解决社会保障费用不断增加以及医疗和社会护理之间的差距等问题。

4.6.3.1 《长期护理保险法》规定的待遇给付条件

不同于商业保险，日本护理保险中的投保人、被保险人和受益人具有同一性，即在一份护理保险中，指向的是因老年、疾病和伤残而生活不便的单一主体。尽管按照字面意思理解，护理服务的对象可以是所有年龄段的人，但从世界各国的经验来看，老年人占护理对象的绝大多数。

相应地，日本也未采取全覆盖模式，而是把投保人和被保险人限定为40 岁以上的人，并且除最低年龄限制以外，对 40 岁以上的投保人根据其具体年龄，设立了不同的待遇给付实现条件。

只有在满足一定条件且被认定为处于特定状态（护理等级）的被保险人才能成为保险受益人，也即护理保险服务合同的当事人。具体而言，65 岁以上的被保险人属于一号保险人，只要有护理需求即可取得待遇给付；40

~65 岁的被保险人属于二号保险人，只有在身患 16 种特定疾病之一且有护理需求时才能获得给付。

除了上面所述的年龄限制以外，被保险人需要具有护理需求才可以取得待遇给付，即属于失能人群。通常来说，失能人群可以归纳为以下三类：①中风模式。中风或其他致病因素导致的生活功能急性恶化者，其护理等级通常为"要护理 3"及以上。②废用综合征模型。骨关节疾病导致活动不便而使生活功能逐渐下降者，其护理等级通常为"要支援 1-2"和"要护理 1"。③其他需要照顾的类型。实践表明，轻型失能者的数量正在逐步增加，大多是慢性病（包括肌肉骨骼类疾病或是禁闭抑郁）等引起的。

4.6.3.2 《长期护理保险法》中关于医疗救助的"禁治产制度"

在护理服务领域，因为本人无法签约而由家人或者第三方代为签订合同的情况越来越多。在"措置时代"，对于失能而部分丧失行为能力者，往往由家庭成员或近亲属代为办理手续，并由市町村受理。相关的禁治产制度自 1896 年开始实施直至 1998 年改革建立成年监护制度的期间都未曾改变，对于已经成年但经常处于精神丧失状态的人称为禁治产人，成年但精神衰弱的人则被称为准禁治产人。

虽然法律上对禁治产制度适用时的程度和范围都有严格的规定，但是社会福利领域中的"代办"却屡见不鲜，显然这种默认受理并不符合当时的禁治产制度。在具体实施上，禁治产宣告流程是先由近亲属向家事法院提出申请，家事法院再做出宣告并选任相应的监护人或保佐人。

出于对本人自我决定的尊重和维持本人生活正常化的愿景，针对被保险人因为老年、疾病和伤残而生活不便需要护理服务的情况，成年监护制度做出了针对性的安排。《护理保险法》实施的同日，即进入"契约模式"阶段后，成年监护制度开始实施并废除了禁治产宣告制度，增设辅助人角色并创设了意定监护。其中，辅助人针对的对象是患有阿尔茨海默病轻症，以及智力或精神存在障碍但判断能力未达到精神障碍程度的人；意定监护是指成年的完全民事行为能力人自行选定监护人并签订合同，当出现被监护人年老、精神障碍或其他丧失判断能力的事由后，监护合同生效。日本的成年监护制度进一步扩大了原本禁治产制度的适用范围。此外，成年监护制度还以监护登记制度取代了原本的户口公示制度，程序较之前更加简单。在实际登记中，由申请人（或是委任人、公证人和家事法院）提出，并由登记所在监护登记档案上进行记录。还有一类被保险人作为不具有完全决策能力的对象，可以在成年监护制度外取得一定的救济。

具体而言，作为成年监护制度的补充，厚生省建立了社区福利权益保护事业，由具有判断合同内容能力的利用者与都道府县社会福利委员会签订合同，都道府县社会福利委员会负责项目实施，其中部分实施工作也可以委托给市町村的社会福利委员会。社区福利权益保护项目不着眼于整体法律行为（成年监护制度），其为不具有完全决策能力的对象提供福利服务相关的帮助（也包括在授予代理权的前提下实施包括缔结合同等法律行为）、金钱的日常支付和存取等。也就是说，有合同判断能力主体的护理服务或其他生活支持服务需求，既可以寻求成年监护制度的保障，也可以通过社区福利权益保护项目得到满足，并且整体上由于社区福利权益保护项目在程序上较成年监护制度更为简易，因此该项目比成年监护制度更易于实施。

4.6.3.3　《长期护理保险法》下的社区整合照护体系

"基于社区的整合照护"概念建立在社区护理和整合照护两个概念之上，重点在于社区护理，主要以长期护理保险服务为核心，根据每位老年人的情况提供连续、全面的支持。

通过建立社区整合照护中心，由照护中心的公共卫生护士、护理管理者和社会福利工作者为身体虚弱的老年人提供日常生活支持服务、长期照护和医疗服务，并规定辐射社区的规模为30分钟步行范围。涉及人员包括老年人、照护者（家庭或邻居）、社区居民、县和市政府、长期护理提供者、私营企业、非营利性组织、社区协会等。

以日本广岛县的山区小镇三木为例，三木医院同市政府、州政府合作创建了日本第一个社区整合照护中心，通过协调医院门诊、住院部门、社区福利设施、家访护理等整合社区卫生保健资源，鼓励家庭、同伴居民和志愿者为轻度失能老年人提供护理，开展非正式互助，由医疗和福利专业人员为严重疾病或失能人士提供上门护理。社区将基础的整合照护体系分为现场层面、社区管理层面和专业人员间的协调层面三个层次（系统、组织和临床整合），共同影响整个过程。

4.7　新加坡

新加坡只用占国内生产总值（GDP）4%的卫生总费用为全民提供了可负担得起的医疗服务。2013年，新加坡家庭用于卫生保健的支出只占家庭总支出的4.5%，并且在强调个人承担最主要医疗融资责任的情况下，为低收入、残障、儿童及老年等弱势群体提供了很好的医疗保障。2013年，新加坡最低收入家庭中，有20%的家庭用于卫生保健的支出只占家庭总支出的5.6%，而且在弱势群体得到保护的同时财政负担并不重，政府卫生支出只占GDP的1.6%。

新加坡在很长一段时期内一直借鉴英国的国家卫生服务模式，利用公立医院和诊所提供免费医疗。20世纪80年代中期，为了应对急剧上涨的医疗费用，新加坡开始对医疗保健制度进行改革，主要做法是提高个人及家庭的筹资责任，逐步形成了当前既有纵向积累也有横向社会共济的混合筹资的多层次医疗保障体系，政府医疗津贴、强制性保健储蓄计划、大病保险和医疗救助四个层次的医疗保障制度有序衔接，对医疗费用依次给予补偿和救助。新加坡医疗保障制度的核心，是始建于20世纪80年代的医疗保健储蓄计划。1984年，中央公积金局为每个会员设立了保健储蓄账户，将由雇员和雇主缴纳的公积金中的一定比例存入该账户。

1992年，为进一步扩大保健储蓄的覆盖范围，新加坡又设立了自雇人士保健储蓄计划，将年净营业收入超过6 000新元的自雇人士强制纳入储蓄计划。个人年龄越大，其中央公积金的缴存比例越低，但公积金中存入保健储蓄账户的比例越高，由此应对随年龄增大而产生的医疗服务需求。2015年，保健储蓄账户的缴费率为月工资的8%~11%，保健储蓄主要用于支付住院费用、日间外科手术和被纳入慢性病管理中的15种慢性疾病的门诊费用，一般的门诊费用不在该计划的支付范围内。

大病保险计划始建于20世纪90年代，主要由健保双全计划和综合保障计划构成，两者都是自愿参保，保费都来自会员的保健储蓄账户资金。不同的是，健保双全计划由中央公积金局管理，而综合保障计划则由政府指定的私人保险公司负责运营，健保双全计划和综合保障计划保障患者大病治疗和长期住院的医疗费用。

新加坡医疗救助制度由普遍性的医疗津贴制度和基于收入审查的医疗救助计划两部分构成。一方面，所有新加坡居民都有资格获得政府财政支持的医疗津贴；另一方面，通过多种医疗救助计划为低收入、残障人士、儿童以及老年等弱势人群提供最后的医疗安全网。

（1）普遍医疗津贴制度。低端病房向新加坡所有居民倾斜，不论家庭经济状况如何，都有资格获得由政府财政支持的医疗津贴，这也是新加坡政府为国民提供的第一层次医疗保障，但前提是病人必须在公立医疗机构就诊，住院病人还须选择特定等级病房，入住等级越低的病房获得的津贴标准越高。

门诊医疗费用的补贴政策同样体现了分类补助的思路，即针对不同人群给予不同比例的补助，重点向"一老一小"这一弱势群体倾斜。

基于收入审查医疗救助计划是新加坡医疗保障的托底层，主要由保健基金计划、社区健康援助计划、专科门诊补助增强计划和药物补贴计划等构成，救助范围涵盖住院、专科门诊、牙科门诊、药物以及私人全科医生和牙科诊所的服务。该计划是叠加在政府医疗津贴制度之上的，只有在特定医疗机构接受津贴服务的中低收入患者可获得救助。

（2）保健基金计划。保健基金于1993年政府出资建立，旨在帮助保健储蓄资金不足的贫困患者支付医疗费用。为了使救助对象更具有针对性，新加坡先后于2007年和2013年在保健基金中建立了专门救助65岁及以上老年贫困患者的银发族保健基金，以及专门帮助困难家庭18岁以下儿童病患的少儿保健基金计划。因是留本基金，保健基金只动用基金收益来支付贫困患者的医疗费用。

保健基金对救助申请人资格有严格界定，必须同时满足四个条件才能获得保健基金申请资格：一是新加坡公民；二是在保健基金指定的机构就诊；三是获得政府医疗津贴的病人；四是获得政府津贴后，又使用保健储蓄和健保双全计划偿付但仍难以负担医疗费用者。为了实现让保健基金救助最需要的病人的目标，医疗基金委员会被赋予了很大的灵活性，委员会根据救助准则、申请人员经济状况、所处的社会环境和医疗费用额度确定是否对申请人进行救助以及救助的金额，各个案例具体情况不尽相同。

（3）社保援助计划。社保援助计划于2000年10月开始实施，当时的名称叫作基础保健合作计划。该计划的初衷是让因年老或残疾而无法到政府办综合诊所就诊的低收入患者可到住所附近的私人诊所（含牙医诊所）

就诊。但自该救助制度建立以来，救助范围也在不断扩大。受助者的最低年龄限制从 65 岁下降到 2009 年的 40 岁，2014 年则完全取消了最低年龄限制。此外，自 2014 年 9 月 1 日起，1950 年以前出生，1987 年之前成为公民，在新加坡生活或工作的第一代新加坡人无论家庭经济状况如何都自动获得"建国一代社保卡"。覆盖人群的家庭人均收入上限从最初的 700 元提高至 2015 年的 1 800 元，覆盖的医疗服务范围也从普通门诊扩大到15 种慢性病门诊。经过全科医生转诊的情况下，在公立医院的专家门诊和国家牙科中心就诊也可以享受相应的补贴。与此同时，救助水平也有大幅度提高。

社保援助计划只针对新加坡公民，且具有严格的收入审查制度。根据家庭人均收入情况，社保援助卡分为蓝色社保卡和橙色社保卡。其中，家庭人均年收入在 1 100 元及以下或者家庭住宅年度价值在 13 000 元及以下无收入者可以申请蓝色社保卡，家庭人均年收入在 1 101~1 800 元或者家庭住宅年度价值在 13 001~21 000 元的无收入者可以申请橙色社保卡。不同社保卡持有人获得不同的救助。

（4）专科门诊补贴增强计划和药物补贴计划。新加坡政府在已经通过普遍性的医疗津贴制度对符合津贴条件患者的专科门诊服务给予50%补贴的基础上，为了进一步降低中低收入患者的财务风险，2014 年 9 月起实施专科门诊补贴增强计划。中低收入患者在公立医院专科门诊和国立牙科中心接受补贴范围内的专科服务和牙科服务时，将获得额外的 10% 补贴和20% 补贴，从而使中低收入患者在公立医疗机构的专科门诊服务的补贴幅度分别达到 60% 和 70%。2015 年 1 月，新加坡政府又通过了药物补贴增强计划，对中低收入患者药物补贴达到了 75%。这两个救助计划的中低收入患者的界定标准与社保援助计划的标准相同，蓝色社保卡和橙色社保卡分别对应低收入标准和中等收入标准。

4.8　各国医疗救助机制建设的规律和趋势

4.8.1　强调政府的责任

医疗救助是一项公共产品，以利润最大化为目标的营利性组织不可能通过市场交换来供给，只能由国家承担医疗救助的责任。发达国家尽管都形成了多方位的医疗保险筹资渠道，不论是强调个人责任、市场导向的新加坡、美国医疗卫生服务体系，还是强调国家、社会责任的英国、德国卫生服务体系，都将医疗救助视为政府的职能，由政府提供资金，解决特定人群的基本医疗卫生服务需求。

4.8.2　注重对弱势人群的救助

卫生保健的公平性要求政府采取措施，努力降低社会人群在健康及卫生服务利用方面存在的不公正的社会差距和不应有的社会差距，使每个社会成员均能达到基本生存标准，所以发达国家的医疗救助都注重对弱势人群的保护。英国尽管有免费的国家卫生服务体系能保障所有人口的基本卫生服务需求，但其还对贫困人口实施医疗补助，为老年人、残疾人、妇女、儿童提供不同的资助。德国的社会医疗保险体系本身就承担着弱势人群向其他人群转移风险的功能，在此基础上，其还对老年人、失业者、儿童等实行政策倾斜。美国专门的医疗救助政策更是在制度设计上悉心考虑老年人、残疾人、贫困者、妇女、儿童的不同需要。新加坡的救助政策也是在一般贫困救助的基础上特别推出专门的关爱残疾人、老年人方案。各国医疗救助的重点都放在了老年人、残疾人身上，因为他们的卫生服务需求较强，而经济能力又有限。

4.8.3　将医疗救助作为最低层次的安全网

尽管各国医疗救助采取的方式不尽相同，但是可以看出，各国的医疗救助都是作为对医疗保险体系或全民福利的进一步补充，都是定位于为现行保险体系或福利制度仍不能保障其基本健康需求的人群提供帮助，所以各国的医疗救助都旨在帮助弱势人群，标准较低。这样一来，政府就能在将有限的资金用于满足更多的弱势人群的基本医疗需求上，扩大受惠面、提高卫生服务可及性，既防止"搭便车"情况的发生，又有助于防止依赖医疗救助的"懒汉"思想。这是各国医疗救助具体政策设计的基本思路。

4.8.4　有严格的管理制度

一项政策能否发挥作用，政策的制定和执行同样重要。几个主要发达国家的医疗救助都有较健全的资金管理体系，从资金的筹集、运作、使用到受益者申请的审核、监督都有严格的管理程序和方法，有法律确保其正常运行、规范发展。各国都制定了严格的受益者资格条件，对不同的人群有不同的救助标准，而且审批程序严格，注重监督管理，以保障项目的可持续发展。特别是为了顺应医疗体系的变革、抑制医疗费用的快速增长，各国的医疗救助政策也在不断做出相应调整，严格限定了救助者资格，加强了费用的控制和管理。

当然，几个主要发达国家的医疗救助制度也有不同之处，除上面分析提到的资助对象、条件、资助方式不尽相同外，在保障程度上也稍有差异。有的国家标准统一，有的则因地区而异，但皆力求与本国的卫生服务体系相适应、与卫生筹资模式相配套，值得我国学习借鉴。

总之，国际上对于社区老年人群医疗救助机制的实践经验表明，政府应该扮演更积极的角色，为老年人提供全方位的保障。在此基础上，加强医疗资源配置，注重从预防入手，促进老年人的身心健康，是目前许多国家正在探索和实践的方向。

5 国内社区老年人群医疗救助机制发展的现状研究

研究社区老年人群医疗救助机制，不能脱离整个国家的医疗保障制度体系。医疗保障制度体系主要由以医疗保险为核心的医疗费用筹资制度、与提供医疗产品服务相关的医疗卫生服务制度两个部分构成。关于我国重特大疾病医疗保障制度发展历程的回顾，本章将围绕医疗卫生服务制度与医疗费用筹资制度两大制度体系展开，分析和考察相关制度是在怎样的社会经济环境下，基于什么样的理念建立起来的，又是经历了怎样的变化发展至今的，重点在于从历史脉络中清晰勾勒出我国老年人群医疗救助机制背后的医疗保障制度体系框架结构。

5.1 我国医疗保障体系的形成与历史变迁

5.1.1 我国医疗保障体系的历史变迁

我国老年人医疗救助机制并非涉及某个单一的制度模式，而是涉及基本医保、医疗救助、大病保险和商业健康保险、公益慈善等多个制度构成的医疗保障体系。

因此，回顾和梳理我国医疗保障制度的发展与变迁，就不能局限于其中某一个制度模块，而是应当梳理构成老年人医疗救助制度相关的各个制度模块的发展。

另外，研究必须始终不忘初心，要始终围绕构建老年人医疗救助制度的出发点，即解决老年人群的"因病返贫致贫"和灾难性卫生支出问题，或者是解决老年人的"看病难、看病贵"问题。解决问题的关键，既需要考虑作为医疗服务需求方的资金来源问题，这就涉及保险层面、救助层面乃至于公益慈善等各项制度，同时也需要考虑作为医疗服务供给方的医疗卫生服务问题。我们需要通过对需求侧与供给侧的协同研究，来形成系统性的观点、思路与方法。

新中国成立以来，我国医疗保障制度的变迁大体上可划分为以下四个阶段：

一是 1949—1977 年，计划经济时期以政府主导为核心的医疗保障制度。与社会主义建设时期的经济社会发展水平相适应，政府的工作重点在于提供疾病预防和消除传染病等基本公共卫生服务，医疗保障制度主要由面向公职人员的公费医疗、面向企事业单位的劳保医疗、面向农村居民的农村合作医疗组成。这一时期的医疗保障制度具有低水平、广覆盖的特征，公平性较强，实现了以较低成本让绝大多数社会成员病有所医的目标，所取得的成绩为世界瞩目。

二是 1978—1996 年，市场经济时期以政府逐步退出为特征的医疗保障制度。党的十一届三中全会确立了改革开放的主旋律，市场化的春风吹向了医疗卫生服务领域，运用经济手段管理卫生事业的理念瞬时兴起。1979 年，我国开始尝试对医院实行"定额补助、经济核算、考核奖惩"相关政策；1980 年，我国开始允许个体医生开业行医；1985 年，国家确立了卫生工作简政放权、多方集资的路线，开启了医疗机构转型的征程，这一年被称为"医改元年"。回顾这一时期，市场经济体制改革基本摧毁了公费医疗与劳保医疗的筹资基础，家庭联产承包责任制代替了政社合一的"人民公社"，农村合作医疗制度所依附的农村集体经济不复存在，计划经济时期的各项医疗保障制度逐步失去了自身存在的土壤，市场化逐步进入医疗卫生服务领域，政府卫生投入严重不足，医疗机构公益性的发挥受到影响，百姓"看病难、看病贵"的问题日渐显现。

三是 1997—2007 年，深化改革时期以医院改革和建立社会医疗保险制度为重心的医疗保障制度。1997 年的医改方案确立了此后十年医疗卫生领域工作的主基调和依据。在医疗费用筹资制度层面，我国先后于 1998 年建立了社会统筹与职工个人账户相结合的城镇职工基本医疗保险制度，2003 年建立了新型农村合作医疗制度和农村医疗救助制度，2005 年建立了城市医疗救助制度，2007 年建立了城镇居民基本医疗保险制度，至此基本实现了"全民医保"。在医疗卫生服务制度层面，我国对医院的经营管理思路从改革开放前期的强调"放开搞活"逐渐扭转过来，重新明确了办医方向；"医疗、医药、医保"三改并举在这一阶段确立并开始大规模实施，医疗保障体系开始向政府与市场力量并行的轨道回归。

四是 2008 年至今，新一轮医改时期以"三医联动"为核心的医疗保障制度。2009 年，我国最新的医改方案正式出台。新医改方案最大的亮点是把"基本医疗卫生制度"看作一种公共产品，勾勒了中国到 2020 年实现"全民医保"的新的改革方向和框架。自此，基本医疗保障制度得以加快推进，国家基本药物制度等一系列制度不断完善。特别值得关注的是，重特大疾病的概念开始作为独立的保障内容在国家层面被提出。2010 年，原卫生部启动了提高农村儿童重大疾病医疗保障水平的试点工作，开启了我国重大疾病保障建设的新时期。2012 年，我国在全国范围内正式开始了城乡居民大病保险工作的探索。2018 年，根据国务院机构改革方案，国家卫生健康委员会、国家医疗保障局组建成立。国家医疗保障局接手药品招标采购，体现了"谁付费、谁操盘"原则，与国家卫生健康委员会形成了服务体系与支付体系并肩而立、协同合作的态势，有望打破长期以来医疗、医保、医药领域"九龙治水"①的局面。

从总体上看，新中国成立后，我国的医疗保障制度经历了"政府主导—政府退出—政府回归—政府与市场并行"的发展历程，制度关注点经历了"注重公平—注重效率—效率优先、兼顾公平—公平与效率统一"的演变过程，各个阶段的医疗卫生服务制度、医疗费用筹资制度与我国经济体制改革的时代背景紧密相关。

由上可知，第一阶段，中国处于计划经济时代，医疗保障制度采取公费、劳保医疗等国家保险模式；第二阶段，中国处于改革开放初期，市场和效率等概念逐渐涌现，政府减少对医疗机构的经费投入，医疗机构转向以经济手段创收为主，医疗保障制度的公平性被削弱；第三阶段，中国处于深化经济体制改革时期，对医院的办医方向进行了广泛而深入的讨论，兼顾公平的声音日益强大，城镇职工、新农合、城镇居民等基本医疗保险制度相继建立；第四阶段，中国处于社会经济转轨期，经济总量高速发展，但贫富差距日益扩大，关爱弱势群体、增进百姓福祉、维护社会稳定逐渐成为政府关注的重点。也正是在第四阶段，关于疾病保险和救助制度

---

① 九龙治水是指多部门管理导致职责不清。

从依附于基本医疗保险制度发展成为一项独立的政策；国务院机构改革成立的国家卫生健康委员会与国家医疗保障局，使得医疗卫生服务与医疗费用筹资两大体系并立的格局更加清晰。

5.1.2 我国老年人群医疗救助体系的发展

我国老年人群医疗救助体系是包含在整体的医疗救助制度中的，研究老年人群医疗救助体系的发展就必须厘清我国整体医疗救助制度的发展脉络。几十年来，随着经济的不断发展，我国逐步建立起了自身的医疗救助体系。医疗救助体系的发展大致分为三个阶段，即计划经济时期、改革开放深化初期、新医疗改革时期。

5.1.2.1 计划经济时期

新中国成立以后，尽管当时的医疗救助制度还未独立建制，但是在集体经济和国有经济的基础上，以合作医疗和"五保"制度为依托，生病的困难群众能够获取较低水平的救助。计划经济时期的免费医疗保障只是覆盖了部分老年人群，全国性的老年人群医疗救助体系，直到1998年才真正开始建立。

5.1.2.2 改革开放深化初期

1998年，国务院正式发文，确立了以城镇职工为对象在全国范围内实行的城镇职工社会医疗保险制度。随后，该制度逐渐扩大到机关事业单位，同时还以企业补充医疗保险和公务员医疗补助等为补充，是由计划经济时期的部分人群覆盖的公费医疗、劳保医疗彻底转变为全国性的社会性保险制度。

在我国实行城镇职工基本医疗保险制度后，开始对农村居民和城镇居民的健康保障进一步探索。2003年，继我国农村合作医疗改革实施数十载后，我国启动了农民基本医疗保险制度试点。2007年，《国务院关于开展城镇居民基本医疗保险试点的指导意见》正式出台，覆盖范围涉及工薪阶层以外的城镇居民，主要保证了城镇无就业能力的"老小"基本健康需求。

5.1.2.3 新医疗改革时期

2009年以来，我国推动了回归公益性的新一轮医疗改革，更加关注医疗的公平性改革。

2012年，党的十八大正式启动"建立重特大疾病保障救助体系"的建设；同年，国家六部门联合出台了《关于开展城乡居民大病保险工作的指导意见》，开始在全国范围内推行大病保险制度。国务院办公厅于 2015 年发布的《国务院办公厅关于全面实施城乡居民大病保险的意见》明确提出，到 2015 年年末，大病保险制度覆盖全国所有城乡居民基本医疗保险的参保人员，大病保险偿付标准要超过 50%。该政策明显优化了当时的医疗保障制度。与此同时，城乡居民基本医疗保险补助金额不断增长（从 2003 年的 20 元增长至 2023 年的 640 元），医疗保障水平稳步攀升（医疗保险范围内报销比例已经达到 70%）。2014 年，该政策为贫困户家庭患者提供的医疗卫生服务已达到一亿人次。

《社会救助暂行办法》于 2014 年出台，由民政部主导，将"托底线、救急难、可持续"作为我国社会救助的原则，再加上社会力量的参与，构建了社会救助制度体系框架，针对低收入/特困人员供养、医疗救助、临时救助和教育救助等多种专项救助类型。

经过多年的发展，我国基本构建了以基本医疗保险为主体部分，医疗救助为支撑部分，公务员医疗补助、单位补充医疗保险、商业健康险为补充部分的全民医疗保障框架格局。

从 2016 年开始的"十三五"时期起，中国的医保制度改革重心由构建框架、扩大覆盖面、改进待遇等方面转向了完善体系和提升质量这一目标。随着"健康中国"的提出并上升为国家战略，我国的医疗保险体系从建立完善的全民医保体制向全面建设多层次医疗保障体系的时代迈进。

随着城镇居民医保体系的建立，全国各地都在积极探索将新农合和城镇居民医保相结合的方式。我国目前的医疗保障体系由于城乡二元结构①，在保障水平、补偿待遇等各方面都有很大的差别，这对城乡劳动力的双向流动和劳动力市场的形成是有消极影响的。在逐步打破城乡二元格局的背景下，城乡一体化的进程逐步向前发展。

为了推动劳动力的流动，打破原有的障碍，需要对现有的医疗保险体系进行整合。而新型农村合作医疗和城镇居民医疗保险制度在目标人群、筹资标准、补偿水平上比较接近，所以根据各地的试点经验，2016 年 1 月，国务院颁布了《国务院关于整合城乡居民基本医疗保险制度的意见》，开始在全国范围内实施统筹城乡居民基本医疗保险制度。2020 年以来，城乡

---

① 城乡二元结构主要是指发展中国家城市的工业部门与农村的农业部门在经济和结构上的差异。

统筹已取得明显成效，但由于不同地区在覆盖范围、筹资方案、偿付水平和基金管理等因素的设计上存在着明显的差别，体制设计多元化，面临着整合部门、确定参保对象、规范缴费方式等问题。

2016年，我国进入了长期护理保险制度的试点阶段，并在全国范围内选定了15个城市，正式开始实施长期护理保险试点工作。在试点阶段，以职工基本医疗保险参保人员为主要对象的长期护理保险，探索筹集资金的多种途径，包括调整职工基本医疗保险统账结构、划转职工医疗保险基金结余、调整职工医保费率等。尽管在试点阶段，长期护理保险的主要对象是城镇职工群体，但随着改革的深入，在全国范围内逐渐将城乡居民的参保人员纳入其中。

根据试点城市的经验，有60%的试点城市参保对象涵盖了城市职工和城市居民，而农村地区覆盖的比例则相对较低。86.7%的试点城市补偿对象仅针对重度失能老年人，中度、轻微失能老年人尚未涵盖。护理服务质量处于中下水平的试点城市占66.7%，其中有50%的城市只提供了日常生活照料，70%的城市还提供了社区照顾及机构照顾，但提供家庭照顾补偿的很少。

进入21世纪以来，我国的长期护理保险制度的实施仍处于"碎片化"的状态，仍未形成统一的政策格局。

在新的历史阶段，医疗保障被赋予了新的内涵和使命，它的内容和任务也变得更为繁重。只有全面构建多层次医疗保障体系，才能充分发挥"健康中国"全民医保体系的制度功能，才能真正、有效地发挥全民医保的作用。回顾改革开放以来，我国多层次医疗保障体系的演进，可以确定的是，在实现全民医疗保障的过程中，我国已经取得了一些成绩：基本医疗保障基本涵盖所有人口，对象从城镇居民、城镇职工、农民逐步扩大到灵活就业人员、低保户等。

从投保者的数量上看，全国已有13.5亿人参保基本医疗保险，全民医保覆盖目标初步实现，并初步建立起了多层次的健康保障体系。

然而，目前我国整体的多层次医疗保障体系仍处于较低保障水平，大部分的医疗支出仍由个人负担，"看病贵"依旧是重大民生问题之一，有的地区甚至出现了"因病返贫"和"因病致贫"的现象。同时，我国现行的各个层次医疗保障体系也是多元化的分割运行。

究其原因，一方面是各个层次医疗保障体系衔接不够紧密，不能充分发挥其功能和协同作用，还没有形成完善的多层次的医疗保障体系；另一方面是由于医疗保障体系大多局限于区县统筹，风险分担范围很小，医疗保险体系多元化、碎片化，不仅不利于社会流动、影响社会融合，而且违背了大数定律，不利于医疗保险资金分散风险，也不利于医疗保险资金的稳健和可持续发展，严重影响了医疗保险体系的正常运转。

5.2　现有医疗救助体系对老年人疾病经济负担的影响

5.2.1　老年人疾病经济负担的研究

5.2.1.1　疾病经济负担研究指标与测算方法

疾病经济负担是卫生经济学研究的重要领域，测量疾病经济负担的方法最初由 Lapp（1928）提出，是指计算因疾病情况而支付的医疗费用和损失的工作时间。20 世纪 80 年代，灾难性医疗支出被引入疾病经济负担的测算中。Berki（1986）提出了灾难性支出的观点，即当个人或家庭在医疗服务上的花费使其生活水平发生改变时，则发生了灾难性疾病，并设定了灾难性支出的不同阈值。随后，Legar 等（2006）提出疾病经济负担还应包括家庭照料、长期照护等社会服务领域的支出。Minh 等（2013）采用门诊、住院和其他健康医疗服务的自费费用（OOP）和灾难性医疗支出（CHE）作为衡量疾病经济负担的测算指标。

在我国现有研究中，主要的研究对象是疾病经济负担，疾病经济负担的研究指标与测算方法尚未统一。于保荣（2010）总结了中低收入国家疾病经济负担的主要测量指标，包括自费医疗费用、灾难性卫生支出、医疗卫生总费用、医疗费用补偿和因医疗费用产生的借款等。赖国毅（2012）采用医疗卫生总支出和个人医疗支出来分析老年人疾病经济负担。王新军和郑超（2014）测算老年人家庭疾病经济负担使用的指标包括老年人医疗总费用、家庭自付医疗支出、家庭自付医疗支出占总医疗费用的比重等。王晓亚等（2018）将个人现金医疗支出视作个人自费医疗支出。

5.2.1.2　老年人疾病经济负担评价

老年人面临三大疾病经济负担：慢性病、大额医疗支出和长期照护。在慢性病负担方面，杨俭等（2019）采用 2011—2015 年 CHARLS 数据对老年人慢性病直接经济负担进行测算，测算出 2011 年、2013 年、2015 年补偿后的经济负担分别为 1 052 元、1 626 元、1 719 元，补偿后门诊负担占比最高。章蓉和李放（2021）对 2011 年、2015 年的 CHARLS 数据进行实证分析，发现老年人慢性病门诊医疗费用为 752 元，其中自付费用为520 元，自付比为 90%；住院医疗费用为 8 249 元，其中自付住院医疗费用为 5 959 元，自付比为 55%。在大额医疗支出负担方面，Langa（2004）对美国癌症老年人的调查结果显示，美国癌症老年人平均医疗自费费用占年收入的 27%。丁继红和游丽（2019）通过 CHARLS（2015）的数据测算发现，老年人平均医疗支出为 5 073 元，灾难性卫生支出发生率为 35.4%。在长期照护负担方面，Scheil-Adlung 和 Bonan（2013）通过欧洲的调研数据发现，有 0.5% 的老年人家庭因为使用了长期照护服务而造成了灾难性医疗支出，且贫困、女性、高龄老年人家庭更易发生。Li 等（2013）通过测算照护失能老年人的机会成本，测算出失能老年人每月会给家庭带来2 991元（城市家庭）或 1 319 元（农村家庭）的经济损失。

综合以上文献可以看出，疾病经济负担的测量方法和指标一直在发展完善，国内外学者采用了多种方法和不同数据测算老年人疾病经济负担情况，但关于聚焦老年个体多层次疾病经济负担的研究，特别是在国家出台了门诊慢性病用药补偿、长期护理险试点等一系列文件之后，使用最新数据的实证分析仍然缺乏。

5.2.2 医疗救助体系对老年人疾病经济负担的影响

随着 20 世纪 70 年代以来老龄化程度逐渐加深、医疗服务费用过快增长，无论是发达国家还是发展中国家，多层次医疗保障体系的建设与发展成为各国的共同研究对象。健康保障研究在国内外学术界的兴起造就了健康经济学学科的诞生，其他学科包括产业经济学、制度经济学、公共部门经济学等也纷纷将研究对象转向健康保障这一研究热点。

医疗保障对老年群体经济负担是否有补偿作用，其补偿作用如何影响老年人，一直是学界热议的话题。其中，普通最小二乘法（OLS）、logistic回归模型和两部模型法（two-step model）是使用频率最高的模型（Nguyen et al., 2011；Van et al., 2013）。

在基本医疗保障方面，Shigeoka（2014）发现，随着日本的社保制度补偿水平的提高，老年人的门诊和住院费用明显上升，但是大额医疗支出费用明显减少，这表明医保补偿水平的提高对有大额医疗支出的老年人的经济补偿效果更明显。Tungu 等（2020）通过分析 60 岁及以上农村老年人的医疗保障与医疗服务利用之间的关系发现，发展中国家的老年人在治疗过程中的自费医疗费用较高，医疗保障作用不明显，发展中国家正努力将医疗保障范围扩大到包括老年人在内的弱势群体。在医疗救助方面，Gross 等（1999）研究了美国救助计划对老年人经济负担的补偿作用，发现美国医疗救助计划实施效果不明显，绝大多数老年人的经济负担仍然沉重。Heeley 等（2009）分析了 62 家医院急性中风患者的数据，发现未参加医疗保险的患者发生灾难性支出的概率是参保者的 7 倍。Wang 等（2015）研究发现，灾难性医疗支出的分布具有很大的不均衡性，并且医疗保险没有很好地减轻老年人的疾病经济负担。Nguyen 等（2011）则认为，医疗救助有积极作用。在长期护理险方面，Johnson（1987）通过多国数据的实证测算发现，非营利性组织提供的长期照护险可以有效减轻老年人的疾病经济负担。

老年人体质弱、生产能力低、支付能力差、抵御疾病的能力不足，因此是我国人民疾病经济负担的主要风险群体。部分学者针对医疗保障对老年人经济负担的补偿作用进行了实证研究，判断医疗保障是否可以对老年人经济负担起到补偿作用。徐成（2007）对农村贫困家庭老年人健康经济风险程度和负担状况进行了研究，结果表明，在同样的医疗保健条件下，贫困家庭的老年人应对健康风险的能力更差，更容易产生大额医疗支出和出现经济风险；基本医疗保险和特困人群医疗救助体系的保障能力有限，不足以分担贫困家庭老年人的高额医疗费。赖国毅（2012）采用 CHARLS 数据，应用逻辑回归与二步法抽样选取样本模型，指出健康保险制度明显提高了老年人的卫生保健利用率，但是却不能完全弥补因提高卫生利用率后老年人增加的医疗费用，因此医疗保障体系对老年人的疾病经济负担的缓解并不显著。周钦等（2013）通过效用理论模型和两部模型实证研究了我国城乡居民基本医疗保险，发现医疗保障制度在筹资与偿付水平上的差异导致参加不同医疗保障的高血压患者在疾病经济负担上存在不公平性。李亚青（2013）采用广东省已经完成的医疗保险制度整合的地区数据，基于双重差分模型探讨了制度公平性问题，发现制度整合使得弱势群体的境况得到了改善。李湘君（2014）认为，慢性病患者在家庭财务及个人健康方面都存在高风险，且年龄更高、农村、患慢性病的老年人经济风险和健康风险更高。金双华等（2020）发现，健康弱势人群的医疗费用和医疗费用的支付比例要比普通人群低。章蓉和李放（2021）使用 Heckman 样本选择模型和 2SLS 二阶段最小二乘模型进行实证分析，发现医疗保险在显著增加老年人慢性病医疗费用的同时，降低了老年人的自付比例，减轻了老年人的疾病经济负担。

基本医疗保障对老年人疾病经济负担有补偿作用已经基本达成共识，但医疗救助、长期护理险的补偿作用，以及医疗保障适宜的补偿范围、补偿水平仍是学界讨论的焦点。此外，在国家出台了门诊慢性病用药补偿方案、长期护理险试点等一系列政策之后，医疗保障的补偿作用是否发生变化仍待验证。

5.2.3 多层次医疗保障对老年人经济负担的补偿方案优化研究

经过百余年来的发展，各国都在探寻与本国国情相适应的多层次医疗保障体系，其补偿方案作为医疗保障体系的关键要素一直是各国研究的重点。国际上许多大型保险机构均已建立了比较完善和复杂的精算数据库，运用大量精算模型对医疗保险体系进行测算与设计，以此来制定出效用最大化的补偿方案。

在医疗保障补偿方案的选择上，Gordon（1988）对发达国家的医疗保障政策进行了比较分析，发现各国的医保补偿方式不尽相同，主要代表包括英国的全民医保模式、美国的商业保险模式、德国的社会保险模式、新加坡的储蓄保险模式等多种模式。Arun（1998）研究了收支不平衡下结余资金的盈利模式，定义了一种介于缴费确定型保险和待遇确定型保险之间的融合模式——CFDB（Contributory，Funded，Benefit，Plan）。封进（2009）分析了我国医疗保障制度的补偿模式选择问题，发现单纯补偿住院费用作用十分有限，将门诊费用支出纳入补偿范围才能有效分担疾病经济负担。

李尧远等（2011）探索分析了医疗保障基金的逐级统筹、跨市统筹等筹资模式。翟绍果（2014）论述了医疗保险与医疗保障之间偿付水平的转变。周钦（2015）分析了医疗保险制度中预付制对医疗卫生服务利用的影响。朱铭来（2013）根据相关数据探讨了城乡居民大病保险补偿模式的选择问题。

在补偿比率的确定方面，Rice（1983）对 1976—1978 年的科罗拉多州医疗保险索赔数据进行了分析，发现医疗保险报销率上升会对医生产生诱导医疗需求的影响。

Newhouse（2004）对"兰德健康保险实验"进行了实证分析，发现提高医疗费用报销分担比率，对医疗保险设置较高起付线，可以有效提高保险覆盖率。任仕泉等（2001）采用了基于条件数学期望的方法，计算了基本医疗保险的筹资保费和保险附加费，并根据目前的数据，对筹资机制各影响因素之间的关系进行了分析，根据各影响因素的变化，对保险费率进行了调整，从而得出了与实际情况相吻合的结论。杨金侠等（2005）运用需求释放法，以就诊率、住院率、平均医疗费计算补偿率。郑建中和周立业（2006）根据住院次数分布来估计基本医保的支付方式。刘军安等（2007）认为，医疗保障补偿比率在 75%~80%这一区间比较合理。

在补偿方案的测算方面，费用分摊（cost sharing）是各国医疗保障体系政策决断的重要工具，它通过设置个人账户、共付比例等措施，设定出合理的偿付水平。

Hershey（1984）分析了不同费用分摊下的医疗保险的选择偏好，在公平的市场价格下，受访者会将重大疾病的数量与种类、险种限额和费用分担作为重要的考虑因素。Manning（1987）研究了"费用分摊"方式如何影响医疗保障偿付机制，偿付基本医疗保险费用应采取提高共付率的策略，而随着医疗服务层次的提升应该降低共付率来减少道德风险和医疗保障的浪费。

Jegers（2002）从激励的角度研究了医疗保障补偿机制，发现预付制和后付制对医疗服务提供方有不同的激励作用。Hofmarcher（2003）分析了医疗保障补偿机制改革对医疗卫生体系产生的影响。Duan 等（1983）运用四部模型法预测门诊和住院费用及其利用率。还有学者将数理统计与保险精算方法相结合。Czado 等（2002）运用复合马尔可夫模型对医疗保障制度进行精算。Li 等（2002）采用边际效用模型对医疗保障的筹资补偿机制进行测算。

我国学者目前使用最多的是粗略估计法，它主要是用来估算基本医疗保险的住院费用，其优势是应用范围广，所需的统计数据相对较少（张英洁 等，2008）。也有学者尝试将帕累托分布、损耗分布、经验频率等精算方法运用进来（陈滔，2000）。曹信邦（2014）、林宝（2016）采用现收现付制的筹资模式，计算了我国长期护理保险基金的筹资水平和赔偿水平，发现我国建立长期护理保险所需的实际费用并不高。

前人的研究成果十分丰富，对我国老年人的疾病经济负担和多层次医疗保障体系的补偿方案优化有较好的参考价值，并为本书的研究打下了坚实的理论基础。从上述研究现状可以看出，如何设定补偿率以及与之相适应的筹资方案是目前研究的主要侧重点，通过补偿率对参保人的受益效果和水平进行评判，从而构建更加科学的多层次医疗保障筹资补偿方案。因此，如何落实公平和效率两大指标的平衡，根据偿付水平来"量入为出"地确定筹资标准，是完善医疗保障补偿方案的重要一环。然而，目前的研究还存在以下不足之处：

第一，鲜有文章以微观的个人为切入点，以老年人全周期的健康管理来对疾病经济负担进行实证分析。尽管大量文章涉及医疗保障的补偿方案分析，但是仅从某一单一医保制度或从某一单一病种来衡量老年人的经济负担是远远不够的，应该从预防、治疗、预后等全周期和多种健康风险结合来考察多层次医疗保障对老年人疾病经济负担的补偿作用。

第二，大量文章关注医疗保障对于老年人疾病经济负担的影响和作用情况，但是针对老年人经济负担的补偿方案优化的研究较少，也较少从整个多层次医疗保障体系来全面审视医疗保障体系的实施效果与政策缺口。

第三，目前国内仍缺乏对长期护理保险的实证研究，针对老年人疾病经济负担的长期护理险精算模型则更少。在人口老龄化日益严峻的背景下，从全周期健康管理的角度分析医疗保障体系如何分担老年人疾病经济负担，更具有政策参考价值。

5.3 医疗救助的现状及存在的主要问题

5.3.1 我国的医疗救助现状

5.3.1.1 医疗救助结算效率有所提升

从传统结算到"一站式"即时结算，救助效率得以大幅提升。过去的医疗救助方式大都是"先住院、后救助"，救助对象必须先自掏腰包缴纳费用，等到康复离院再自行到民政部门去申请医疗救助金。这样一来，中间需要经过申请、审批、结算等程序，救助金要较长时间以后才能到达救助对象账户上。

2015 年以来，民政部门和有关部门展开合作，推动"一站式"即时结算服务。"一站式"即时结算是指救助对象到医院就医缴纳费用时，个人只缴纳自付费用，医疗救助的费用自动扣除报销，这为困难群众免去需要垫付费用的环节，为群众提供了方便，极大地提高了医疗救助效率。2023 年以来，我国已经有超过九成的地区施行了医疗救助"一站式"即时结算服务，服务范围已覆盖全国各省份。

5.3.1.2　救助标准和救助水平有所提高

相关数据显示，城镇居民基本医疗保险人均救助水平从 2010 年的 52 元增长至 2013 年的 96.7 元，新型农村合作医疗人均资助参合水平从 2010 年的 30.3 元增长至 2013 年的 61.7 元，而直接救助城市居民的人均救助水平从 2010 年的 809.9 元增长至 2012 年的 858.6 元，农村居民的人均救助水平从 2010 年的 657.1 元增长至 2012 年的 721.7 元。2014 年统筹城乡医疗救助后，住院、门诊和资助参保参合的人均水平都比过去有所提高。截至 2023 年年底，我国城乡居民基本医疗保险人均财政补助标准达到 640 元／（人·年）。救助标准不断提高，人均医疗救助水平上升的现状反映了我国医疗救助制度正在不断发展完善。

5.3.1.3　救助人次大幅增加，覆盖面不断扩大

2005 年全国医疗救助总人次为 969 万人次，到 2023 年年底，全国医疗救助人次达到 2.5 亿人次，增长约 25 倍。特别是 2018 年以来，按照中央部署，医疗救助把建档立卡贫困人口、防返贫监测对象纳入保障范围，救助人次从 2017 年的 9 100 万人次增长到 2.5 亿人次，6 年增长近两倍。可以看出，我国医疗救助人次大幅增长，越来越多的贫困家庭能够获得基本医疗卫生服务，满足其基本的健康需求。

5.3.2　我国医疗救助存在的主要问题

5.3.2.1　救助资金来源渠道单一

高梦滔和顾昕在《城市医疗救助筹资与给付水平的地区不平等性》一文中对医疗救助资金来源做了统计，发现中央、省级、市级和县级的财政拨款在医疗救助来源结构共占 86.18% 的比例，而各级福利彩票只占 3.37%，国际组织援助和其他来源共占 10.45%。这表明，政府筹资是医疗救助资金的主要来源，而福利彩票公益金在筹资总量中所占比例非常小。对贫困人口进行医疗救助是一个长期的持续过程，而政府无疑是医疗救助的主要承担者。但由于医疗救助具有社会救助的性质，在政府承担主要责任的基础上，社会各方力量还要共同参与。

政府财政的投入毕竟是有限的，如果单靠政府承担救助的责任，社会各界力量不帮忙分担财政压力，我国的医疗救助则不能够向更高的标准和水平发展，这将严重阻碍我国医疗救助事业的快速发展。

5.3.2.2 医疗救助对象范围相对狭窄

我国医疗救助的重点救助对象包括家庭人均收入低于最低生活标准的低保户成员，但是，仍有个别地方政府的医疗救助尚未覆盖接近低保标准的边缘贫困群体、由于大病造成"因病返贫致贫"的群体、外来流动人员和重大突发性危难事件中发生重伤重疾的人群。

总而言之，我国医疗救助制度在救助对象范围界定方面还存在盲点，覆盖面不够广阔。医疗救助的对象应该包括整个处于健康贫困状态（健康水平低于社会基本标准）的人群，而不应只覆盖生活水平低于最低标准以下的困难户中的生病人群。

5.3.2.3 医疗救助标准地区差异大

我们随机抽取 5 个国内地级市进行医疗救助政策比较，发现各地的救助力度参差不齐。在门诊救助方面，有的地区未能充分考虑居民的实际卫生需求，制定的年限额标准过低，住院救助比例在 70%～100%。年度救助限额差异最大，最高为 10 万元/年，最低为 0.5 万元/年，这反映出各地经济差异较大。面对高额的医疗费用，过低的救助额度对于某些罹患大病的困难家庭来说根本就是杯水车薪，无疑让这些救助对象失去恢复健康的希望，这不符合医疗救助工作的初衷。

5.3.2.4 医疗救助法制建设滞后

观察世界各国，英国在 1948 年就已经实施《国民救助法》，日本则实施了《生活保护法》，1956 年瑞典实施了《社会救助法案》，美国也实施了《社会保障法》等法律。这些国家通过立法保障医疗救助的实施，为我国开展医疗救助立法提供了经验借鉴。我国国情复杂、地区差异大、人口众多，在医疗救助实践中难免会出现人情救助或救助资金滥用等不良现象，严重影响了医疗救助的实施效果。由于缺乏法律的威慑力，我国医疗救助的相关政策基本上都是地方政府制定发布的，法律效力层次较低，对于不良行为缺乏完善的惩处机制。

6 社区老年人群医疗救助重要领域的主要障碍及案例研究

老年人群医疗救助必须依托医疗保障政策的支持，更离不开社区护理的有效供给。尤其是在老龄化的当下，剖析地方具体的老年人群医疗救助重要领域及案例，有助于深入探讨老年人群医疗救助政策的针对性和实效性，为因地制宜提供医疗救助补偿方案提供了现实基础。鉴于老年人群的特殊性，老年人最需要的医疗救助领域主要为慢性病老年人社区整合护理、老年人特殊疾病的灾难性支出和老年人心理问题所需的医疗救助。

6.1 慢性病老年人社区整合护理中的医疗救助现状及问题

2019 年 10 月，卫生健康委员会等部门联合发布了《卫生健康委 发展改革委 教育部 民政部 财政部 人力资源社会保障部 医保局 中医药局关于建立完善老年健康服务体系的指导意见》，提出构建综合连续、覆盖城乡的老年健康服务体系，整体推动老年健康服务体系完善和服务水平提升。慢性病老年人社区整合护理的医疗救助作为健康服务体系中不可缺失的部分，直接关乎老年人的生命质量问题。

截至 2022 年年末，我国 60 周岁及以上人口约 2.8 亿人，其中慢性病老年人数量约 1.9 亿人，基层医疗卫生机构人员仅 443.2 万人，基层社区护理人员严重短缺，设施严重不足，尤其是慢性病老年人社区整合护理所需的医疗救助资金不足。因此，构建我国慢性病老年人社区整合护理所需的医疗救助体系，对于推动老年人社区整合护理的医疗救助发展，以及保障慢性病老年人的生命质量和生活质量有着重要的现实意义。

6.1.1 慢性病老年人社区整合照护的演变历程

伴随着世界人口老龄化问题、老年人医护支出财政压力以及"养老回归家庭"等社会思潮的影响，慢性病老年人照护从早期的农业社会以家庭照护为主过渡到工业社会以机构照护为主，又逐渐发展到后工业社会以社区照护为主，再到如今的信息社会以社区整合照护为主。

农业社会生产力不发达，人口寿命普遍不高，慢性病老年人的照护问题不突出。即使存在少数情况，由于农业社会的充分就业不足，家庭成员也有时间和精力来照护慢性病老年人。但受限于慢性病照护知识和技术条件，慢性病老年人照护的专业水平普遍较低。

到工业社会后，医护技术长足发展，专业机构的照护水平和效率远远高于家庭照护。尤其是专业机构照护的专业分工和规模化运营降低了成本，机构照护的成本远远低于家庭照护成本，反过来解放了家庭成员，促进了社会生产力的发展。

到了后工业社会，西方发达国家普遍出现了人口老龄化问题，专业照护机构面临更大规模的老龄人口，机构照护的费用大幅上升，政府的养老金和医保支出增加。同时，在经济压力之下，护理质量有所下降，尤其出现了一些不公平对待老年人的现象，引发了"院社化"的社会思潮，呼唤慢性病老年人回归家庭和社区，得到家庭和社区更好的人文关怀及照护。

到了信息化社会，许多国家出现人口老龄化甚至高龄化现象，由此带来了更多慢性病老年人的照护问题，慢性病老年人照护的需求呈现多样化和复合化，照护的要求更细更高。而许多老龄化国家现存的慢性病老年人照护体系是碎片化和低效率的，不能提供优质、便捷的照护服务。随着信息社会网络信息技术的发展，为远程、精准、个性化的社区整合照护提供了技术解决的可能。目前，许多发达国家纷纷启动自己的老年人社区整合照护方案，以社区和家庭为依托，整合社区内的医疗资源和照护资源，打通社区到家庭、机构到个人的照护服务道路，规范原来碎片化的照护体系，希望创建出一种共享、共有、共建的老年人社区整合照护模式。

在此背景下，从 2017 年起，WHO 陆续发布了《老年人整合照护指南》等一系列文件，定义和规范了老年人整合照护的内涵和边界，标志着老年人整合照护逐渐被多数国家所认同，也为全球慢性病老年人社区整合照护提供了可供借鉴的思路和方法。

由此可见，慢性病老年人照护的发展演变历史从本质上看就是世界各个国家的人口、经济、社会思潮和技术变迁推动而出现的。探索慢性病老年人照护的历史演变，可以让我们更好地洞察慢性病老年人照护的历史规律，同时也可以更好地把握慢性病老年人照护的发展趋势。

6.1.2 慢性病老年人社区整合照护医疗救助中的主要问题

2022年，国家卫生健康委员会、科技部、财政部等15部门联合印发的《"十四五"健康老龄化规划》明确指出，到2025年年底，老年健康服务资源配置更加合理，综合连续、覆盖城乡的老年健康服务体系基本建立。慢性病老年人社区整合照护所需的医疗救助，作为健康服务体系中不可缺失的部分，其建设水平的高低直接关系到社区慢性病老年人生命质量的好坏，更关乎健康老龄化战略是否落地。但是，其中仍然存在以下不足：

6.1.2.1 行政管理条块分割、协同效率低

慢性病老年人社区整合照护中医疗救助所涉及的部分众多，加之条块分割，从而导致医疗救助的行政管理协同效率低。因此，慢性病老年人社区整合的重点是行政管理上的整合，唯有实现行政管理上的整合，才能统合社会资源，提升管理效率，提高慢性病老年人的健康管理水平。但是目前的慢性病老年人社区整合照护中医疗救助涉及面较广，不仅存在医疗与养老的行政管理分割，还存在社区照护与家庭护理的壁垒，行政管理的整合水平不高，系统性的效率亟待解决。

以"医养结合"为例，早期以民政部为首管理的养老系统，与国家卫生健康委员会为首管理的医疗系统，天然存在着行政上的条块分割。2018年，国家医疗保障局成立后，主要承担医疗保险的社会责任，但是多个部门在"医养结合"方面仍然存在行政管理各行其是的情况。同年，虽然国家卫生健康委员会成立了老龄健康司，负责制定、协调应对老龄化的各项政策、标准和规范，以及建设老年健康服务体系等，但是老龄健康司仍然只是医疗体系中的内设机构，没有管理养老体系的职能。

因此，"医养结合"机构仍然需要不同体系的多头行政领导，容易出现监管过程中养老与医疗体系之间的各自为政，慢性病老年人社区整合护理中就会出现机构护理的医疗援助与居家养老的护理保障的条块分割，从而导致权责不清和效率低下等问题。

6.1.2.2　筹资标准不规范，筹资机制不完善

我国慢性病老年人社区整合照护需要医疗救助的资金支持。通常来说，慢性病老年人整合照护需要医疗服务和长期护理服务，因此相关费用通常由医疗保险和长期护理保险两大部分组成。从 2016 年起，我国开始进行长期护理险试点工作。长期护理险以长期处于失能状态的参保人群为保障对象，旨在解决重度失能人员的基本生活照料与医疗护理所需费用。到 2020 年 9 月底，我国把长期护理保险试点城市增至 49 个。

长期护理保险作为社区整合照护的重要资金来源，存在的问题包括三个方面：一是筹资标准不统一。城镇职工长期护理保险资费普遍在 100～200 元，城乡居民筹资水平的地区差异较大，但普遍在 200 元以内。二是覆盖面较窄。长期护理保险以城镇职工医保参保人为主体，虽然减少了试点风险，但覆盖面偏窄。在试点城市中，仅有 13 个试点城市将城乡居民医保参保人纳入长期护理保险覆盖范围。相较于城市，农村慢性病老年人失能发生率更高，长期护理需求与供给之间的缺口更大。三是缺乏资费率动态调整机制。长期护理保险按定额筹资方式为主，在覆盖城乡居民的 13 个试点城市中，只有广州采用了按比例筹资方式。可见，大部分城市还是采用按定额筹资方式。按定额筹资简单易操作，但很难与经济发展水平保持动态平衡。另外，多数城市没有出台长期护理保险筹资的动态调整办法，不利于未来长期护理保险基金的收支平衡。

6.1.2.3　整合照护的社区专业人才不足

慢性病老年人的医疗救助往往离不开多样化的护理需求，包括生理需求、心理需求、情感需求和社会需求等，这对社区护理人员的专业性提出了更高的要求。有研究发现，社区老年人特别是慢性病病人由于疾病的影响和社交活动的减少，存在日常生活照护需求以及情感与社会支持需求等，且有 50% 日常生活能力障碍的老年人并未获得专业性或非专业性的支持性照护服务。

根据世界卫生组织发布的《2020 年世界护理状况报告》，美国和日本的每千人拥有护士的数量分别为 9.8 人和 11.49 人。全球每千人拥有护士数量最多的是挪威，其每千人拥有的护士数量达 17.27 人，欧盟制定的基本标准为 8 人以上。2018 年，全球护士缺口达 590 万人，其中有 530 万人（89.83%）的缺口集中在低收入国家和中低收入国家。相比之下，我国每千人拥有的护士数量仅为 3.18 人。如果考虑到基层社区的慢性病老年人护

理需要，我国社区护理人员缺口将会越来越大。朱雅丽和张增鑫（2019）利用 CLHLS 数据和概率转移模型以及倾向值分析方法估算了老年人的照料时间需求，并结合第六次人口普查数据预测了老年照料劳动力需求。预测结果显示，预计到 2050 年年底，我国老年人的照料时间需求将增加到 4.2 亿小时，而与照料时间需求相对应的照料劳动力需求将增加到 3 000 万 ~5 300 万人，照料时间需求和照料劳动力需求是 2015 年的 3 倍左右。这将直接影响到高效专业护理供给，会使慢性病老年人早期干预缺失。社会护理供应往往在慢性病老年人身体严重衰退后才去干预，从而降低了他们的生命质量，增加了医疗支出成本。

6.1.2.4 家庭照护人员的社会支持较弱

受我国传统文化的影响，居家养老仍然是我国的主流养老形式，因此家庭照护人员成为慢性病老年人社区照护的主力。部分学者的研究表明：一是老年人的长期照护模式仍旧以家庭照护为主。我国有 83.9% 的子女与父母要么共同居住，要么居住距离非常近，有 10.2% 的子女与父母居住在同一个区，只有 5.9% 的子女可能居住在市外、省外甚至国外，与父母距离较远；在 782 个有效样本中，居家照护的老年人占到了 88.2%，而选择机构照护的老年人比例仅为 11.8%。二是家庭照护人员以家庭成员为主。我国有 87.3% 的亲属仍承担大部分照护老年人的义务，保姆照护的占比为 6.6%，只有 2.6% 的老年人享受由社区或医养机构提供的日常生活照护帮助，还有 3.5% 的老年人处于独居状态，没有享受任何照护服务。由此可见，我国仍需重视社会在老年人长期照护中的重要作用。

家庭照护存在的现实困难主要是缺乏社会支持：一是家庭成员照护老年人导致工作时间减少、收入下降的经济问题；二是照护老年人时间与家庭成员就业时间冲突的问题；三是家庭成员照护老年人的专业技能较弱。这些问题单靠家庭自身往往难以解决，需要医疗救助上的法律和政策等多方面的社会支持来解决。

6.2 老年人疾病灾难性医疗卫生支出的经济负担与医疗救助政策

6.2.1 我国老年人疾病灾难性医疗卫生支出的概况

灾难性医疗卫生支出是指一个家庭的医疗卫生支出过大而对整个家庭

的基本生活维持产生威胁。世界卫生组织 2009 年将灾难性医疗卫生支出的标准定义为医疗自付金额大于或等于家庭支付能力的 40%。这一标准的底层逻辑是当阈值达到 40%的时候，家庭强制性医疗卫生支出将挤压家庭基本生活消费（生存型消费），造成家庭生活水平下降甚至使其面临贫困风险。因此，过高的灾难性医疗卫生支出将会导致家庭成员的收入损失和债务增加，使得家庭整体生活质量降低，长此以往将加剧健康不平等的现象。

一个家庭发生灾难性医疗卫生支出并不意味着发生了重特大疾病或者大额的医疗费用支出，而是由于部分弱势群体因为缺乏制度保护，具有脆弱性，可能小额的医疗卫生支出也会使得一般家庭的生活难以维系。

灾难性医疗卫生支出是测量疾病经济风险的主要指标之一，但使用不同的参数会有不同的计算标准。通常来说，如果基于家庭总支出计算的灾难性医疗卫生支出标准通常为 10%~25%，而基于家庭非食品支出计算的灾难性医疗卫生支出标准通常为 25%~40%。

老年人作为平均收入较低且身体健康水平整体较弱的人群，因为特定疾病导致自身或家庭出现灾难性医疗卫生支出的概率较高。根据张薇薇等（2015）的研究，我国老年人家庭灾难性医疗卫生支出的发生率为 17%。胡依等（2022）通过对 7 196 名年龄超过 60 岁的城乡老年人进行分析发现，发生灾难性医疗卫生支出者有 830 人，城乡老年人灾难性医疗卫生支出的发生率为 11.53%，城市老年人的灾难性医疗卫生支出发生率为 9.85%，而农村老年人的灾难性医疗卫生支出发生率为 13.93%。

值得注意的是：养老保险对城乡老年人灾难性医疗支出发生差异的贡献为 43.90%，即不同标准的养老保险影响到了城市老年人与农村老年人的灾难性医疗卫生支出率差异。

鉴于城乡老年人的 11.53%灾难性医疗卫生支出的发生率，相关部门只有完善社区老年人群的特殊疾病医疗救助机制，才能减轻灾难性医疗卫生支出对社区老年人群的疾病经济负担，提高其健康水平。

6.2.2 重庆市某地区血液透析的疾病经济负担与医疗救助政策案例

低收入的血液透析治疗老年患者，其自付费用占其收入的比重较高，会出现比较重的疾病经济负担，甚至出现灾难性医疗卫生支出的情况。本书采用基于家庭总支出计算的灾难性卫生支出标准为 25%，即当两口之家

（调查中发现，多数老年人不让儿女承担自己的血液透析费用。如果自付费用不能自己承担，宁愿放弃医疗）的自付费用占其总收入的25%，略等于个人自付费用占个人总收入的12.5%时，个人即出现灾难性医疗卫生支出。

尽管我国医疗保障局提高了血液透析治疗的报销比例，各地也予以透析相关的政策性补贴，但透析相关治疗仍然产生了大量费用。我们调查了维持性血液患者的直接医疗费用，并评估了重庆不同家庭收入水平维持性透析患者由此产生的直接医疗负担，并分析了其影响因素。通过多因素线性回归模型分析表明，收入水平补贴类型是影响维持性血液透析患者每年直接医疗经济负担独立的危险因素，进而评价血液透析老年人群的疾病经济负担与医保报销等多种医疗救助制度。

6.2.2.1 血液透析老年人群疾病经济负担的概况

世界范围内的慢性肾病（CKD）是导致人类死亡的第十一位原因，已被公认为全球首要的公共卫生问题。CKD患病率目前全球估计为13.4%（11.7%~15.1%）。CKD已经成为继糖尿病、心脑血管疾病、肿瘤之后又一个严重威胁人类健康的疾病。中华医学会肾脏病学分会公布的数据显示，截至2022年年底，全球约有8.5亿名慢性肾病患者，占全球人口的9.1%，比糖尿病、骨关节炎、慢阻肺、哮喘、抑郁症等非传染慢性疾病的患者人数都要多，其中我国慢性肾病患者人数超过了1亿。中国成年人群中慢性肾病的患病率为10.8%，其中约2%的患者可发展成为终末期肾病（ESRD），大概有200万名终末期肾病患者。而伴随中国人口老龄化进程的加快，高血压、糖尿病发病率的升高，近年来CKD发病率明显上升，同时由CKD发展至ESRD的老年患者也逐年增多。

终末期肾病患者需要通过血液透析、腹膜透析或肾移植三种方式替代治疗来延长自身寿命。在我国，维持性血液透析是主要的肾脏替代治疗方式。患者一旦选择血液透析治疗则需要终身治疗，这将对收入较低的老年人患者家庭及社会造成严重的经济负担。为减轻经济负担，各地纷纷将血液透析纳入医保范围予以报销，并且予以了较高的医保报销政策，对于参保人施行血液透析治疗有保障作用，这在一定程度上缓解了"因病返贫致贫"的压力。

但是，血液透析对不同经济水平的终末期肾病患者的影响并不同。首先，相对贫困已成为影响慢性肾病进展的重要因素。低收入老年人群对慢性肾病认知较差，无法及时接受治疗。与高收入人群相比，他们更有可能发展为终末期肾病，并较晚开始血液透析治疗，治疗时病情更重，花费更高。其次，与高收入患者比较，低收入老年患者往往已经退休，开始施行血液透析治疗后的经济支出较大，外加血液透析的巨额费用迫使他们采取应对策略，如贷款支付维持性血液透析治疗费用，从而导致这类群体"因病返贫致贫"。最后，低收入老年群体尤其是农村老年人群因为无稳定的收入来源，多数患者自购居民医保，居民医保患者自费比例明显高于职工医保，其在血液透析治疗过程中的经济负担相对较重。维持性透析患者因高额支出带来冲击可能导致"因病返贫致贫"的情况发生，现有的普惠性医疗保险还需要进一步扩大范围，相关部门还需要进一步采取倾斜性保险扶助政策来降低透析患者的疾病经济风险。

重庆市降低了职工医保购买门槛，并且结合患者的实际经济情况对血液透析患者予以了多种形式的补贴。这些措施能否真正缓解低收入老年患者实施血液透析的经济压力，以及能否使低收入老年患者享受公平的血液透析治疗服务尚需进一步研究。通过对重庆市某地区中心医院不同家庭收入水平血液透析患者血液透析方案、直接医疗负担进行回顾性分析，分析其是否有差异性及影响因素，为制定更为合理的医疗保险及补贴政策，降低低收入老年患者疾病经济风险，并使低收入老年患者享受更公平的透析治疗服务提供参考依据。

6.2.2.2 血液透析老年人群疾病经济负担的研究方法

（1）样本选择。我们选取了 2021 年 11 月至 2022 年 11 月在重庆市某地区中心医院施行维持性血液透析的 241 例 ESRD 患者作为研究对象，其入选标准定义为：①符合 2012 年改善全球肾脏病预后组织（KDIGO）指南的 ESRD 诊断；②年龄 ≥60 岁；③规律透析一年以上；④无精神疾病，愿意配合调查；⑤他们的心脏、肺、脑和肝脏等没有严重的并发症。

研究对象的排除标准为：①透析时间小于一年或不定期透析；②有精神障碍、意识障碍、沟通异常或严重并发症，不能顺利完成问卷者。所有患者均获得知情同意。

（2）调查问卷。调查问卷采用数据收集与访谈相结合的方法。对于纳入的维持性血液透析患者，由经过专业培训的调查员在临床医生或护士的协助下对透析患者或其家属进行问卷调查。调查的主要内容包括两个：①一般情况问卷，包括患者的年龄、性别、职业、文化程度、家庭月收入、医疗保险类型（居民医保、Ⅱ类职工医保、Ⅰ类职工医保）、补贴类型（无补贴、低保、医疗救助、公务员补贴）等；②直接经济负担，包括直接医疗经济负担（每年质量疾病的总费用，如药品、化验、住院和血液透析费用等）和直接非医疗经济负担（如交通费、营养费和住宿费等）。

（3）家庭收入分类。血液透析患者根据其家庭收入被均分为三个大小相等的组，即低收入、中等收入和高收入三组。

（4）观察指标。观察维持性血液透析患者血液透析方案、各种透析费用以及各种透析相关自付费用，采用线性回归分析影响维持性血液透析患者经济负担增加的独立危险因素。

（5）统计方法。本书数据采用 SPSS 22.0 软件进行分析，测量数据描述为平均值±标准差（x±S），并使用 t 检验、方差分析及单因素 ANOVA 检验进行分析；测量数据被描述为相对数字，包括比率或组成比率；采用多元线性回归分析，检验水平为 $\alpha = 0.05$，分析影响经济负担加重的危险因素。

6.2.2.3 血液透析老年人群疾病经济负担的医疗救助政策补贴比较分析

本书共纳入 2021 年 11 月至 2022 年 11 月在重庆市某地区中心医院施行维持性血液透析的 ESRD 老年患者 118 例（年龄在 60 岁及以上）。大多数患者是男性（56.78%），已婚（79.7%），受教育程度为初中及以下（69.3%），居住在城市（74.6%）。所有人都有健康保险，其中 95% 的人有职工保险。来自低收入家庭的患者比来自高收入家庭的患者更多，且大多来自农村地区，受教育程度较低。低收入组患者享受补贴的人数多于高收入组患者，其中有 41.46% 的低收入组患者享受了低保补贴政策。维持性透析患者社会人口学特点见表 6.1。

表 6.1　维持性透析患者社会人口学特点

变量	总数	低收入	中等收入	高收入	P 值
	$N = 118$	$N = 41$	$N = 28$	$N = 49$	
年龄≥60 岁	118	41	28	49	—
男性患者	67（56.78）	20	15	32	—
受教育程度	—	—	—	—	$P < 0.01$
文盲	16（13.7）	12	3	1	—

表6.1(续)

变量	总数 $N=118$	低收入 $N=41$	中等收入 $N=28$	高收入 $N=49$	P 值
小学	18 (14.9)	12	4	2	—
初中	48 (40.7)	16	14	18	—
高中	26 (22.4)	1	6	19	—
大专及以上	10 (8.3)	0	1	9	—
居住地	—	—	—	—	$P<0.01$
农村	30 (25.4)	23	7	0	—
城市	88 (74.6)	18	21	49	—
婚姻状况	—	—	—	—	1.23
未婚	7 (6)	3	2	2	—
已婚	94 (79.7)	29	21	44	—
离婚	5 (4.2)	4	1	0	—
丧偶	12 (10.1)	5	4	3	—
医保类型	—	—	—	—	$P<0.01$
居民医保	6 (5)	6	0	0	—
一档职工医保	13 (11)	11	2	0	—
二档职工医保	99 (84)	24	26	49	—
补贴类型	—	—	—	—	$P<0.01$
无补贴	72 (61)	19	17	36	—
低保	17 (14.4)	17	0	0	—
医疗救助	19 (16.1)	5	10	4	—
公务员补贴	10 (8.5)	0	1	9	—
透析年限	—	—	—	—	1.73
<2 年	24 (20.3)	11	4	9	—
2~5 年	46 (39)	15	11	20	—
>5 年	48 (40.7)	15	13	20	—

注:括号内数据为占比(单位:%)。

（1）维持性血液透析患者透析频率及透析模式的比较。研究发现，大多数患者每周接受 3 次透析治疗（78.8%），每年的透析次数为 147.54 次，血液透析滤过为 13 次，血液灌流为 9.59 次。但是，与高收入及中等收入家庭的患者比较，多数来自低收入家庭的患者每周接受 2~2.5 次透析治疗。低收入组患者每年的透析次数为 138.14 次，未达到国际上统一的 145 次/年标准透析量，高收入及中等收入患者每年的透析次数均为152 次，低收入患者每年的透析次数明显低于中、高收入患者。低收入患者的血液透析滤过和血液灌流次数分别为 6.86 次/年和 7.94 次/年，明显低于中、高收入患者。透析频率及透析模式的比较见表 6.2。

（2）维持性血液透析患者的透析相关自付费用比较。相关数据显示，维持性血液透析患者透析自付费用为 10 146.52 元，检验自付费用为 903.76 元，药品自付费为 2 414.55 元，住院自付费用为1 812.67元，总直接医疗自付费用为 15 015.31 元。低收入患者透析自付费用、检验自付费用、药品自付费用和直接医疗自付费用分别为 7 528.27 元、619.66 元、1 628.73 元和 12 352.39 元，明显低于中、高收入患者。低收入患者透析自付费用、检验自付费用、药品自付费用和直接医疗自付费用占总收入的比例分别为 24.81%、1.99%、5.28%和40.31%，明显高于高收入组患者。三组患者的住院自付费用无统计学差异，但是低收入组患者住院自付费用（2 575.72元）甚至有高于中、高收入组的趋势。低收入组患者住院自付费用占总收入的比例为 8.23%，明显高于中高收入组患者（见表 6.3 和表 6.4）。

表 6.2 透析频率及透析模式的比较

透析频率	Total	Low	Middle	High	F−avlue	P <0.01
≤2 次／周	16 (13.6)	12 (29.3)	1 (3.57)	3 (6.2)	—	—
2~2.5 次／周	9 (7.6)	5 (12.2)	2 (7.14)	2 (4)	—	—
3 次／周	93 (78.8)	24 (58.5)	25 (89.29)	44 (89.8)	—	—
透析模式	Total	Low	Middle	High	F−avlue	P <0.01
透析总次数	147.54±18.22	138.14±23.71ab	151.96±12.89	152.46±11.99	18.26	P <0.01
普通血液透析次数	124.89±18.29	123.38±22.66a	129.55±15.16	121.78±15.34	4.15	0.17
血液透析滤过次数	13.0±11.32	6.86±6.31ab	12.43±8.74	19.84±13.58	33.96	P <0.01
血液灌流次数	9.59±3.75	7.94±4.38ab	9.99±3.6	10.84±2.44	14.13	P <0.01

注：a 与中等收入组比较 P <0.05，b 与高收入组比较 P <0.05。

表 6.3　维持性血液透析患者的透析相关直接医疗费用比较

类型	Total（n=118）	Low（n=41）	Middle（n=28）	High（n=49）	F	P-value
血液净化自付费用	10 146.52±3 236.73	7 528.27±3 257.49ab	10 646.11±1 742.03	12 239.03±2 532.93	69.027	<0.01
检验自付费用	903.76±476.78	619.66±384.35ab	967.85±402.71	1 121.0±493.27	28.73	<0.01
药品自付费用	2 414.55±981.07	1 628.73±620.02ab	2 758.11±910.64	2 851.35±871.94	56.42	<0.01
住院自费	1 812.67±51 062.34	2 575.72±7 275.39	1 451.65±3 868.58	1 415.61±3 209.89	1.34	0.26
自付总费用	15 015.31±6 318.01	12 352.39±8 280.84ab	15 033.84±4 429.83	17 627.54±4 319.76	15.75	<0.01

注：a 与中等收入组比较 P <0.05，b 与高收入组比较 P <0.05。

表 6.4　维持性血液透析患者的透析相关自付费用比较

类型	Total（n=118）	Low（n=41）	Middle（n=28）	High（n=49）	F	P-value
血液净化自付费用	19.33±9.81	24.81±14.31b	19.54±4.19	13.71±2.65	32.54	<0.01
检验自付费用	1.67±0.97	1.99±1.27b	1.78±0.79	1.25±0.55	13.50	<0.01
药品自付费用	4.52±2.06	5.28±2.39b	5.08±1.88	3.20±1.02	30.78	<0.01
住院自费	4.17±14.29	8.23±22.98ab	2.58±7.02	1.74±4.19	5.05	0.07
自付总费用	29.69±16.13	40.31±21.23ab	28.98±13.56	19.9±10.21	19.17	<0.01

注：a 与中等收入组比较 P <0.05，b 与高收入组比较 P <0.05。

6.2.2.4　血液透析老年人群医疗救助政策补贴评价

近年来，政府对 ESRD 患者的重视进一步加强，部分地区还将 ESRD 纳入了大病统筹。但现阶段，我国医疗卫生的分布还不均匀，尤其是西部城市的低收入人群相对较多，这些患者对重大疾病的抵抗能力相对更差。重庆降低了职工医保的普惠政策，加大了对低收入老年患者的补贴力度，但低收入老年患者仍承担着较高的直接医疗经济风险。

（1）低收入组患者透析费用的自付部分接近灾难性支出。

对维持性血液透析患者采用血液透析滤过和血液灌流与普通血液透析交替进行的血液净化模式，将对患者的透析充分性及中、大分子尿毒症毒素的清除、并发症的防治更有效，更有利于改善尿毒症患者总体生活质量。不同收入水平可能影响维持性透析患者对血透频率和血液透析治疗模式的选择，中高收入组以 3 次/周为主，常联合血液透析滤过和血液灌流等透析方式，而低收入组患者以 2~2.5 次/周为主，低收入组患者甚至未达到国际上统一的 145 次/年标准透析量。低收入组患者的透析频率低，血液透析滤过及血液灌流的次数明显少于中、高收入组患者，可能导致低收入组患者透析不充分而并发症发生率高、总体生活质量差的情况。

透析频率及透析模式的选择也决定了患者的透析费用，血液透析患者的透析费用主要包括普通血液透析、血液透析滤过和血液灌流的治疗费及耗材费用，约占总直接医疗经济费用的 2/3，是透析治疗的核心费用。低收入组患者的透析费用明显低于中、高收入组患者，虽然低收入组患者为降低医疗支出，在尽力降低透析费用，甚至不关注透析质量，但低收入组患者透析自付费用占总收入的比例为 24.81%，明显高于中、高收入组患者，甚至高于个人总收入占比 12.5%这一灾难性支出的指标。因此，相关部门应采取措施，进一步降低透析费用，加大对低收入组患者透析费用的补贴力度，避免使经济条件较差的家庭陷入"因病返贫致贫"的困境。

（2）低收入血液透析患者为降低检验费及药品费支出，反而增加了后期治疗风险。

检验费用为评估患者透析并发症定期抽血检测的费用，包括血常规、肝肾功、电解质、甲状旁腺激素（PTH）及其他相关检查。药品费包括患者透析时用药（如左卡尼汀、肝素等）和治疗透析相关并发症的药物（如促红细胞生成素、降压药、纠正钙磷代谢紊乱及降 PTH 的药物等）。因透析已经消耗了大量的资金，为节约医疗开销，低收入组患者则选择减少其他透析相关费用的支出，如检验费用及药品费。本书的研究结果显示，低收入组患者的检验费及药品费明显低于中、高收入组患者，因为低收入组患者不愿意按时抽血进行定期评估，使得透析相关并发症得不到及时的发现和治疗，加之其透析充分性差，透析相关并发症发病率增高，可能增加住院治疗的风险。

（3）低收入血液透析患者有较高的住院费占比，加重了疾病经济负担。

住院费用涉及方方面面，主要是病床费、体温调整费、检查费、咨询费、治疗费、打针费医疗费、输血费、手术费、输氧费、放射费、高压氧治疗费和图形印刷费。本书的研究结果显示，三组患者住院费用无明显差别，但低收入组患者住院次数及住院天数明显大于中、高收入组患者，且低收入组患者住院费用占总收入比明显高于中、高收入组患者，由住院造成的经济风险明显高于中、高收入组患者，住院进一步加重了低收入组患者的经济负担。

（4）低收入血液透析患者的直接医疗费用达到了灾难性支出。

直接医疗费用为透析费用、检验费用、药品费用和住院费用的总和。研究结果显示，低收入组患者直接医疗费用占总收入的比例高达40.31%，已超过了灾难性医疗支出的标准，明显高于中、高收入组患者，其透析相关治疗的疾病经济风险也明显高于中、高收入组患者。患者家庭收入水平、补贴类型以及是否住院是直接医疗经济负担的独立危险因素，低收入家庭、无补贴以及住院治疗能明显提高患者的直接医疗经济负担。本书的研究结果显示，虽然低收入组患者享受补贴的人数多于中、高收入组患者，但低收入组患者中仍有45%未享受到补贴政策，低保补贴较医疗救助及公务员补贴能更明显地缓解透析患者直接医疗经济负担。为降低低收入组患者的疾病风险，相关部门需要进一步增加低收入组患者的补贴人数，并加大对低收入组患者的补贴力度。另外，控制住院的发生可降低直接医疗负担，相关部门需要采取措施减少和补偿患者的透析费用、检验费用及药品费，提高低收入组患者透析治疗的质量，降低并发症的发生，从而降低住院率。

透析自付费用占直接医疗自付费用的比例较大，从而导致透析患者治疗的高成本，特别是对低收入人群而言，透析费用进一步决定了检验费、药品费及住院费的支出情况，也影响着患者的透析治疗质量。因此，为减轻血液透析患者的直接医疗经济负担，相关部门应将重点放在降低或补贴透析费用上。

研究显示，未婚、女性、低收入水平家庭、居民无补贴等因素可提高患者的透析费用，并造成经济风险。这表明，相关部门需要加大对低收入组患者的补贴力度，并适当予以未婚及女性患者相关倾斜政策，有利于使患者享受更公平的医疗服务，同时降低其经济负担。

目前，重庆医保报销及多种补贴制度能有效降低低收入组患者的直接医疗费用，但低收入组患者仍须承受显著的经济负担。透析自付费用是患者直接医疗费用的主要支出部分，也是加重患者经济负担的重要原因，特别是对于低收入组患者而言尤其如此。相关部门有必要加大对患者透析费用的报销及补贴力度，减少住院患者，从而降低患者的直接医疗负担。此外，相关部门还需要进一步优化对低收入组患者的补贴政策，增加低收入组患者的补贴人数，加强低收入组患者相关医疗费用的补贴力度，保护低收入透析患者免于医疗贫困陷阱。

6.3 社区老年人群心理治疗的医疗救助补贴

6.3.1 社区老年人群心理问题的现状

随着我国老龄化社会的到来，老年人的健康问题不再只是身体上的，老年人心理健康问题也越发凸现。国家统计局 2021 年发布的相关数据显示，我国 60 岁及以上老年人口约 2.67 亿人，约占总人口数的 17.9%。其中，中国科学院的一项研究表明，我国城市老年人心理健康率为 30.3%，农村老年人心理健康率仅为 26.8%。这说明，我国 60 岁及以上老年人的心理健康率不足 3 成。

6.3.1.1 老年抑郁症的发病率及影响因素

世界卫生组织 2018 年公布的老年抑郁症数据显示，65 岁以上老年人群的抑郁症患病率保守估计在 10%～15%，甚至某些估计范围高达 45%。

中国科学院的调查显示，我国 60 岁以上老年人中约 16% 的人患有抑郁症，而我国成年人的患病率只有 3.4%。事实证明，伴随老年人"变老"，脆弱的不只有身体，还有他的"心"，老年人的心理脆弱程度远超我们预想。

《2022 年国民抑郁症蓝皮书》显示，在"引发老年抑郁的因素"中（见

图 6.1），"对慢性病治疗的焦虑"排在了第一，65%的老年患者认为抑郁的主要原因是对慢性病治疗的焦虑；无用感、孤独、生活困难等也是重要的致病原因，有33%的老年患者认为无用感和孤独感是引发抑郁的因素。

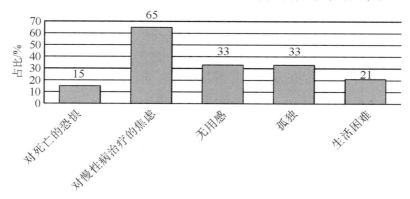

图 6.1　引发老年抑郁的因素

数据来源：根据《2022年国民抑郁症蓝皮书》相关资料整理。

《2022年国民抑郁症蓝皮书》显示，78%的老年抑郁症患者认为"子女关怀"是缓解抑郁最有效的方式（见图6.2）。由于老年人已经属于社会边缘群体，他们的孤独抑郁往往不为人知。在临床治疗过程中，很多老年患者因对疾病认识不足而自行停药，致使病情反复，使自身反复遭受病痛的折磨。老年抑郁如果没有得到有效治疗，势必使得老年人的自杀率升高，从而给家庭和社会带来巨大损失。

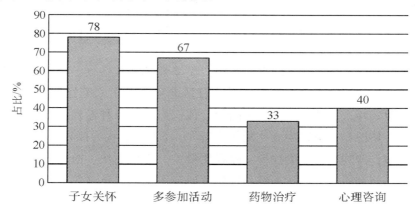

图 6.2　老年患者缓解抑郁的方式

数据来源：根据《2022年国民抑郁症蓝皮书》相关资料整理。

6.3.1.2 城市社区老年人心理健康的主要问题

一是社区老年人的抑郁问题和焦虑问题。刘晓芹（2015）的研究表明，城市社区老年人心理健康水平具体表现在抑郁、焦虑和恐惧方面，其记忆力的减退会使他们持续焦虑。王真等（2020）的研究表明，老年人中有焦虑症状的占 27.2%，有抑郁症状的占 40.8%，其中伴随着抑郁症状和焦虑症状的有 21.4%。梁小利等（2019）的研究表明，我国城市社区老年人抑郁情绪问题高达 39.86%，有 26.0% 为轻度心理疾病患者，有 16.5% 为中度心理疾病患者，还有 7.8% 为重度心理疾病患者。由此可见，现在城市老年人中有焦虑症状和抑郁症状的患者增多，病情也越来越严重。

二是社区老年人的恐惧问题。社区老年人的恐惧主要表现为跌倒恐惧和死亡恐惧。跌倒恐惧是指在某些活动场合为了防止跌倒而出现的自我信心的降低。孙源和樊洁（2020）的研究表明，有 65.4% 的社区老年人存在跌倒恐惧，有 37% 的社区老年人在过去一年内发生过跌倒，有 86.8% 的社区老年人在发生跌倒后存在跌倒恐惧。跌倒恐惧是精神和心理造成一定程度的创伤后的症状，这会造成老年人跌倒风险增加、肢体功能下降、生活质量下降等问题的出现。

死亡恐惧是死亡态度的一部分，它反映了人们对待死亡的消极情绪和认知状态。彭惠琼等（2018）的研究表明，死亡恐惧并不随着年龄的变化而增长。通过对老年人的死亡恐惧分析可以发现，60~70 岁（18.18%）老年人的死亡恐惧和 71~80 岁（19.71%）老年人的死亡恐惧显著高于 80 岁以上（15.30%）老年人。相对于年轻人来说，身体机能的衰退是老年人最在意的事情，他们感知到自己的身体水平越来越低，死亡恐惧水平越来越高。

三是社区空巢老年人的孤独问题。2022 年的相关数据显示，我国老年人空巢家庭比例大于 30%，其中城市社区老年人空巢家庭比例大于 40%。由于空巢老年人长期无人照顾和陪伴，他们面临着各种慢性疾病、心理问题和意外情况，这被称为"空巢综合征"。其主要症状为孤独、精神空虚、无所事事、悲观、人际交往少、睡眠质量差、心率加快、血压升高、抑郁等负面情绪和心理。老年人的心理测评研究表明，空巢老年人抑郁和焦虑的指数高于非空巢老年人。

吴墨源和黄婷红（2019）的研究表明，家庭的地位在缓解老年人情感情绪问题中是不可替代的。宋艳丽等（2017）的研究表明，空巢老年人的心理问题与子女数量和子女探望间隔时间有关。白椿霞（2015）的研究表明，独生子女家庭会导致空巢家庭的提前到来或者周期延长。独生子女的突然逝世或者成年后外出工作使得老年人没有充足的思想准备时间，突然进入空巢期会让他们无法及时调整心态而感到更加孤独和恐慌。

尤其值得注意的是失独家庭老年人的心理问题，何孝崇等（2021）的研究表明，失独家庭老年人的心理状况以拒绝娱乐活动和社交封闭或减少社交为主，其比例分别是45.55%和31.94%，这同样高于一般老年人发生精神障碍和心理问题的比例。另外，失独家庭老年人的心理状况以抑郁、孤独情绪为核心表现，不仅拒绝娱乐活动的老年人占到了45.55%，还有自伤、自杀倾向的老年人占到了8.64%。这是由于子女具有唯一性，老年人一旦失去子女就会产生众多负面情绪，引发强烈的创伤、分离等痛苦，导致心态失衡，没有天伦之乐的慰藉。由此可见，"失独"对老年人的影响既是心理健康上的，反过来又进一步影响了他们的身体健康。

对老年人而言，空巢老年人的经济收入也会影响其负面情绪。老年人的经济收入主要来源于退休金、养老金、子女补贴和政府补贴。大多数感到经济困难的空巢老年人生活环境和条件都不太理想，其中有35.29%的老年人因为收入水平低而感到抑郁。导致这种情况的原因可能是空巢老年人不愿消费，即使自己得到退休金和补贴，他们也宁愿把钱存起来分享给子女、儿孙。因此，他们留给自己的钱不足以支持买菜、看病、买药的开销，生活质量下降从而出现抑郁症状。

此外，压抑内心的孤独是最为严重的负面现象之一。调查显示，在60～70岁的老年人群中有孤独心理症状的占到了33.3%，在80岁以上的老年人群中，这一比例高达60%。空巢老年人由于亲人不在身边，朋友就成了最直接的倾诉对象，并且人际关系状态不佳的空巢老年人的心理问题会更加严重。

6.3.2　社区老年人群心理治疗的经济负担和补贴政策

首先，我国心理疾病的社会认知度还有待提高。虽然近些年社会面对于心理健康的认知有明显提升，但由于我国心理健康行业起步较晚，直到2001年4月，人力资源和社会保障部才将心理咨询师正式列入《中国职业大典》。所以，当前绝大多数人尤其是观念传统的老年人还很难正视心理健康问题，老年人的"病耻感"① 依然广泛存在，因此即便已经有很大一部分老年人存在心理健康问题，但主动进行心理治疗并愿意为此付费的老年人比例可能不足10%。

其次，心理治疗缺乏行业标准。因为心理治疗的复杂性，心理治疗还没有一个"药到病除"的解决方案。在现有的医疗体系中，心理疾病的治疗主要是靠药物干预和心理干预。虽然近年来相关心理疾病药物已展现出良好的治疗效果，并且也未观察到严重不良事件，但副作用仍然存在，且药物成本一般也较高，如果选择进口药，每月支出通常在5 000左右。以重庆市为例，2022年重庆市社会平均养老金为4 316元/月。光进口药一项，就不是患病的社区老年人能承受得了的。因此，相比于高昂的药物治疗费，心理干预是目前老年人心理疾病治疗较为普遍的方式。

2016—2022年，我国多个省份陆续将心理咨询或心理治疗纳入医保，包括北京、广东和江苏等。患者需要去定点医院就医，根据医院的等级报销，报销范围为160~200元/次（不含药物费用，仅是心理干预的费用），其中还有一些限制。以江苏心理治疗为例：一是治疗人员，要求必须是专业人员；二是治疗环境，要求必须在独立空间开展治疗；三是治疗时间，要求必须在一个小时以上。

在我国大多数地方，由于心理治疗没有纳入医保，社区老年人的心理治疗成为其自身的相当大的经济负担。以重庆市的心理治疗政策为例，根据《重庆市医疗保障局关于公布部分新增医疗服务价格项目的通知》规定，家庭心理治疗项目收费标准为600元/次（不含药物费用），每次时间为80分钟。然而，重庆市家庭心理治疗项目属于收费项目，并未纳入医保。

重庆市对家庭心理治疗项目要求：在独立的治疗室；由受过专业培训的家庭治疗师完成治疗；在相关家庭心理治疗技术指导下，根据患者的症状及行为观察，改变家庭固有的结构、情感等级、行为模式等，以帮助家庭扩大沟通，建立有效的互动方式，降低内部张力，促进家庭功能，产生治疗性的影响，从而帮助家庭功能得到健全和完善，促使家庭结构得到调整。

假定重庆市某社区老年人患有轻、中度抑郁症，需要每周至少一次的

---

① 病耻感是负性情绪体验，患者因社会歧视和社会排斥而感到自卑、羞耻、无助和孤独，影响自身正常的生活、工作和学习。

心理治疗，每次需要付费600元，则一个月心理治疗费最少是2 400元。而2022年重庆市社会平均养老金为4 316元/月，空巢家庭两位老年人的月收入为8 632元。心理治疗费占到了空巢家庭总收入的27.8%，超过了灾难性医疗支出的阈值，必然导致社区轻、中度抑郁症老年人延缓或放弃治疗，从而加重其心理健康问题。

因此，加大老年人群心理治疗的医疗救助力度刻不容缓，事关健康老龄化战略的发展和落实。

7 社区老年人群医疗救助机制的政策建议

7.1 优化顶层机制设计，完善老年人医疗救助的相关立法

7.1.1 树立人人享有医疗公平性的医疗救助理念

法律理念是法律制度的基石，是法律制度的出发点和落脚点。对于医疗救助来说，基本人权的保障是其核心理念，《世界人权宣言》第二十五条明确表示，人人都有权利享有为了维持其本人及家庭健康福利所需要的生活水准，包括疾病医疗。

生存权和发展权是人之所以作为人最重要的权利，是其他一切权利的基础。正是因为保护公民的基本权利的要求，国家才有义务和责任对社会收入以及社会财产进行再分配，以此来回应和维护公民的权利诉求。

如前所述，我国的医疗救助制度的立法理念，还存在暂时性规定较多、制度的"保险化"突出以及缺乏预防性的救助理念等问题。

医疗救助制度的法律理念是和现阶段社会发展水平相适应的，是对当前社会基本价值的选择和体现。

要想树立正确的医疗救助理念，就要加强顶层设计，从全局出发，系统调查分析，科学合理地制定政策法规，改变"临时抱佛脚"式的被动回应现实需求的理念，避免碎片式的修补和发展理念。此外，制度的制定过程不仅需要考虑管理的便捷性，还要把民众的期待和尊严纳入其中。采用家计调查与社会公示的方法虽可以有效地防止受助人通过欺诈获得救助

金，提高管理的透明度，但是这种方式却可能让受助人产生"耻辱性"心理。"让人民生活得更加幸福、更有尊严"是我国现代化发展的最终目标。在现代社会的救助理念中，不仅要满足公民对物质生活的需求，还要满足公民的精神需求，保障低收入群体的尊严和人权。

因此，相关部门要加大宪法和基本法律的普及力度，让每个公民都正确认识到自己所享有的基本权利和义务，在自己和家庭成员遭受疾病困扰却无力承担时寻求国家的帮助和救济。当他人的行为侵犯到自己的社会救助权、隐私权时，我们就可以拿起法律的武器来保护自己。

此外，相关部门还要加强对行政工作人员的职业道德素质培训，在进行救助工作调查时采取良好的态度和行为，对公民的有关信息进行严格保密；在国家经济水平提升的今天，要逐步取消医疗救助制度中不合理的限制，科学、合理地设置救助线；可以对不同病种设置不同的起步线和封顶线，使其能够真正实现保障弱势群体医疗救助的目的。

最后，相关部门要从消极的事后救助理念转为积极的事前预防救助理念和事中、事后救助并存的理念；不仅要满足低收入群体的救助需求，减少其经济负担，注重预防和保健，提升社区低收入老年群体抵抗疾病的能力，更要实现发展式的救助，建立科学、有效的就业培训机制，增强其就业生存能力和自我发展能力，防止"因病返贫致贫"，实现人力资本以及经济的可持续发展。

7.1.2 提升医疗救助制度立法的系统性

建设社会主义法治国家，必须立法先行，发挥法律的引领作用。在医疗救助制度方面，最高位阶的法律是国务院出台的《社会救助暂行办法》，因其规定较为宽泛，在具体实施过程中还需各地区颁布具体的办法或者措施进行细化；否则容易导致医疗救助制度的不统一。

现阶段医疗救助已经有了一定的政策基础和实践经验，医疗救助立法已达成社会共识，制定一部较高位阶的法律条件已经成熟。

随着国家医疗保障局的成立，医保法治建设进程不断加快。2019 年12 月28 日通过的《中华人民共和国基本医疗卫生与健康促进法》（以下简称《卫健法》）是我国卫生和健康领域第一部基础性、综合性法律，对促进"健康中国"战略的实施、规范以及引领我国医药卫生体制改革具有里程碑式的意义。同时，国家医疗保障局积极推动筹划《医疗保障法（征求意见稿）》的立法工作，加快构建以《医疗保障法（征求意见稿）》为统领的完备的医疗保障法律体系，以此构建医疗保障治理体系并加强治理能力现代化建设。此外，《中华人民共和国社会救助法（草案征求意见稿）》也在进行中。这几部法律虽然都有关于医疗救助的相关规定，但都是较为笼统的规定，缺乏具体操作层面的指导。

首先，《卫健法》和起草中的《医疗保障法（征求意见稿）》都是我国医疗卫生领域的基础性法律，其中《卫健法》是我国健康领域的基础法，其规定了整个健康领域的基本方针、原则和机制，主要内容包括医事法、公共卫生法和健康产品法三部分，医疗保障在其中处于从属地位。从整体来说，该法体现了我国保障基本公共医疗卫生服务的立法主旨；《医疗保障法（征求意见稿）》则主要涉及医保基金的筹集和经办、待遇支付、管理和监督、多层次医疗保障以及其他社会保险衔接等方面的内容，其可作为统领医疗保障法律体系的基础性、根本性和综合性法律。

《卫健法》和《医疗保障法（征求意见稿）》从不同的立场为我国医疗卫生保障制度的完善提供了法律指导，两者的法律地位是相同的。

《中华人民共和国社会救助法（草案征求意见稿）》是社会救助的制度保障，其是从社会保障的角度出发，为生存相对困难的公民提供一系列救助措施，缓解其生存压力的制度，具体包括医疗、教育、住房等八项救助措施，医疗救助是其救助内容之一。

其次，前述法律制度都有关于医疗救助的原则性规定，但在提高医疗救助制度的立法层次上，相关部门还可以在医疗保障领域的基础法即《医疗保障法（征求意见稿）》中对医疗救助制度进行原则性规定，并制定"医疗救助条例"对医疗救助制度进行具体操作层面的规定，以此来解决实际运行中的问题。原因如下：一是医疗救助作为医疗保障体系中的重要一环，它的实施离不开与基本医疗保险等方面的衔接，将其划归到医疗保障体系中去，可以增强法律的专业性和操作性，减少不必要的人员浪费，有利于实现医疗保障各方面的衔接和有序发展。二是《医疗保障法（征求意见稿）》作为医疗保障领域的基础性、综合性法律，具有框架性规范的特点，其功能在于统领整个医疗领域的法律规范，对现有的法律体系进行整合和完善。因此，《医疗保障法（征求意见稿）》的内容相对原则化，实用性还有待加强。而单项立法的方式具有较强的针对性和灵活性，立法周期较短、成本较低，能够较为快速地解决问题。

制定"医疗救助条例",对医疗救助的资金筹集、救助范围、救助方式、运行模式以及违法处罚等内容做出明确的规定,提升法律的可实施性,可以更好地保护低收入群众的救助权利。

7.1.3　夯实家庭照护人员社会支持的法制保障

鉴于重视家庭亲情的传统和机构长期照护造成的经济压力,我国的慢性病老年人社区整合照护还不能完全依赖机构,更多地还需要重视家庭成员提供老年照护服务。我们应当借鉴德国和日本的相关立法,通过颁布老年人社区整合照护的相关法律法规,采用立法来支持家庭照护者的照护时间并为其提供社会保障。一是立法保护家庭照护者的休假权。比如,对于需要短期医疗照护慢性病老年人的近亲属,可以申请一周假期;对于需要长期照护老年人的近亲属,可以申请更长的假期;对于生命终期的慢性病老年人临终关怀,可以申请两周的假期陪伴老年人。二是加强家庭照护者的社会保障。比如,对于家庭照护者照护一周假期的,其养老保险可以由长期照护基金来支付;对于需要辞职来照护老年人的家庭照护者,可以发放相应的失业救济金。

7.2　精准识别救助对象是推进医疗救助制度的发力点

推进社区老年人群医疗救助制度,应首先摸准医疗救助对象,解决好"救助谁"的问题,在此基础上,按照医保的基本原则和功能定位精心做好相关工作。

老年医疗救助的主要对象应该是"因病返贫致贫"的老年群体,以及重大突发传染病患者,但在具体医疗救助中应该突出重点地区、重点人群、重点病种,准确确定医疗救助的对象。根据健康与贫困之间的关联,可以把医疗救助的重点对象确定为以下三类:

7.2.1　"因贫致病"人群

有调查研究表明,农村地区的居民其健康状况一般比城市居民要差,且经济状况、收入水平越差的人群,其健康状况越差。值得关注的是,低收入人群老龄化程度持续加深在我国农村日渐凸显。农村老年人因相对贫困而引发的营养不良现象明显存在。"因病返贫致贫"的农村人口特别是老年人群，应当成为我们精准救助的主要对象。

7.2.2 边缘贫困人群

边缘贫困人群即收入比贫困标准或低保救助标准稍高但生活仍然困难的人群。从收入水平来看，这类人群虽然没有达到社会救助的标准，但他们抵御风险的能力较弱，对于个人卫生支出的变化尤为敏感，一旦遭受疾病的打击，极易陷入"因病返贫致贫"的恶性循环中，是医疗救助中需要监测的人群。

7.2.3 灾难性卫生支出人群（包含重大突发传染病患者）

无论是家庭经济状况本来就相对困难的人群，还是中等收入家庭，特殊疾病和重大突发传染病带来的灾难性支出都会加剧其贫困程度。世界卫生组织利用第四次全国卫生服务调查数据分析指出，中国发生灾难性卫生支出的概率是13%，约1.73亿人口因特殊疾病和重大突发传染病陷入困境，致贫的比例为7.5%。因而这类人群也是医疗救助的主要对象之一。

在医疗救助对象的确定中还需要依据不同地域的健康问题，如地方性疾病、老年人年龄段的健康风险、老年人中不同人群的健康需求如残疾人等具体情况，制定确切的救助措施。与此同时，对低收入人群的界定需要结合其家庭背景（人口、劳动力、收入、支出等）、疾病状况、医疗费用等因素，在基本生活支出、非食品支出和家庭收入确定的基础上，按病因、病种、病情进行细化分类，摸清"因病返贫致贫"人员的底数，精确到户、到人，建立综合性、科学性的识别标准。

7.3 加强完善统一的社会基本医疗保险制度

7.3.1 明确政府在老年人特定疾病保障机制中的主体责任

生命健康权是最基本的人权，提高人民健康水平和生命质量是关系到国家长治久安的重大民生工程。政府发挥主体作用，采取有效措施保障重特大疾病老年人患者享受健康的权利及其个人和家庭的经济生存状况，不仅是义不容辞的政治责任，更是法律所规定的重要职责。政府在重特大疾病保障机制中承担主体责任，发挥兜底性作用。

首先，老年人特定疾病保障机制中的基本医疗保险属于准公共物品的范畴，政府应根据国民的实际需求，根据当前的综合国力，出台相应的政策措施，切实做好制度的顶层设计，保障基本医疗保障制度的有效运行，发挥社会基本医疗保险在特定疾病保障机制中的最主要、最基本的作用。其次，社会医疗救助在特定疾病保障机制中起到兜底的重要作用，政府部门要发挥自身在社会医疗救助中的主导作用，加大财政投入力度，健全筹资机制，保障困难群众的医疗需求。最后，政府在整个医疗服务领域、医疗市场领域应起到监督管理作用，监督医保制度的运行，管理市场机制的参与。

7.3.2 加快建立统一的城乡居民医疗保险

随着国家城镇化建设的推进，农村与城市户籍的二元结构逐步瓦解，大部分地区已全面放开县市落户限制，同时取消农业户口与非农业户口性质区分。城镇化的建设，为整合城乡居民基本医疗保险制度提供了良好的环境。2016 年 1 月，国务院印发了《国务院关于整合城乡居民基本医疗保险制度的意见》，提出整合城镇居民基本医疗保险和新型农村合作医疗保险两项制度，建立统一的城乡居民基本医保制度。

整合并建立统一的城乡居民医保制度，既有利于进一步增强医保制度的公平性，使城乡居民能够公平地享有基本医疗保险，也有利于医疗服务机构提高诊疗与管理效率。两项制度的整合体现了我国基本医保体系的不断完善，是追求社会公平的必然结果，也是有利于完善重特大疾病保障机制的有效举措。建立统一的城乡居民基本医保制度，要理顺管理体制，即确定城乡居民医保的行政管理部门。例如，在全国 101 个整合城乡居民医保试点城市中，有 98 个城市由人力资源和社会保障部门管理，比例达到 97%。

7.4 依托市场建立多层次的老年人商业大病保险制度

7.4.1 市场在老年人特定疾病保障机制中的重要作用

在医疗保障领域中涉及的内容很多，不仅包括医疗卫生，还与政治、经济、文化等因素有关，因此相对复杂，不能只依靠政府或市场来保障。不同情况的老年人对医疗需求和医疗保障效果以及感受不尽相同。为满足多样化的需求，政府部门需要发挥市场机制调配资源。由此可见，以政府主导的医疗服务模式也离不开市场的作用，特定疾病保障机制应发挥市场主体作用，满足老年人多层次的医疗保障需求。

7.4.2 规范当前商业保险公司承办的城乡居民大病保险

当前，我国商业保险公司承办的城乡居民大病保险主要是一种补充医疗保险，即作为社会基本医疗保险的一个补充，随着基本医保报销比例的增加，将逐渐被取代，不具有可持续性与独创性，无法体现商业保险公司的市场优势，并且从医保基金中支付一定的成本来支付商保公司的运营，违背社会保险法中对于医保基金转款专用的规定。对于保险公司来说，面临市场竞争激烈和信息不对称的情况，需要承担一部分客户的道德风险，往往保费低而赔付高。所以，相关部门应将大病保险制度按比例二次报销的普惠政策纳入基本医疗保险分段保险的范围内。这样既不会影响群众的医保待遇，又省去了二次结算的麻烦。扩大基本医疗保险的保障范围，有利于使基本医疗保险真正回归到"保基本"的制度本位。

7.4.3 鼓励商保机构设计多样化的老年人大病保险产品

近年来，世界范围内都出现了医疗费用逐年上涨的趋势。我国的医疗保险市场潜力巨大，市场需求长期得不到满足。保险公司可以根据现有技术水平和外部环境，优先发展亏损风险小而需求空间大的险种。从当前的情况来看，门诊费用比较难控制，而住院费用数额大、发生率低，保险公司可优先开发，尤其是对于重大病种的保险，市场需求量大，国家政策鼓励开发，保险公司应当首先开发，设计多样化的大病保险产品。商保机构以营利为目的的同时，设计开发的大病保险产品也能够在一定程度上减轻患者的医疗负担，有利于完善特定疾病保障机制。

7.5 加强统合政府与社会慈善组织合作的老年人医疗救助制度

7.5.1 政府主导，激发社会慈善组织共同参与

政府失灵会导致政府供给的缺位、错位、越位和低效率等问题，市场失灵则可能会带来公共产品的供给不足。在"政府失灵"和"市场失灵"并存的情况下，很多学者提出可以依靠社会力量来提供公共物品与公共服务。在社会救助中强调国家救助责任的同时，还可以发展民间慈善组织力量。慈善组织作为第三方组织，不仅能够克服政府与市场失灵带来的问题，还能够有效调动民间力量多渠道筹资，更能够覆盖到更广泛的老年人群，尤为关注老年弱势群体。无论从哪个角度来看，都应该发挥政府的主导作用，激发社会动力，开展政府与社会慈善组织的有效合作。

7.5.2 运用"互联网+"思维，打造信息共享平台

健康档案自开展以来，尽管成效显著，覆盖了绝大部分的居民，但是如何运用好这些健康档案，至关重要。互联网大数据技术可以发挥重要作用。医疗机构可以通过互联网的技术，为老年患者建立信息资料库，从而掌握老年患者自身的经济状况和健康状况，不仅有利于精准识别救助对象，从而更好地关注到老年群众的身体健康状况，还有利于建立电子健康档案并启动疾病风险评估与预警机制。同时，在各级医疗机构之间搭建远程教育平台，还可以完善传统帮扶模式，放大高级别医院的帮扶作用和指导作用。

相关部门要加大信息化建设力度，加快全民参保登记系统建设，明确登记对象，畅通登记渠道，完善优化社会保险联网监测系统，加快持卡人基础信息库建设，支持摸清法定未参保人员情况，助力未参保人员参保；为实现医疗保险的全民参保，应提升信息系统的互通共享，克服信息孤岛；加强政府部门、慈善组织等社会民间力量的资源平台共享，及时、有效地开展救助工作。

7.5.3 保障慈善资金专款专用

要充分发挥慈善基金的医疗救助作用，就必须打消慈善人士担心善款被挪作他用的顾虑。随着社会的发展和人们慈善意识的觉醒，国家对慈善行为应进行规范和管理，需要用法律的形式进行固化。这样既可以保护捐款人的名誉和利益，也能规范和约束接受捐款的单位和个人，从而更好地使用慈善资金。第十二届全国人民代表大会第四次会议的一项重要议程就是审议慈善法草案，慈善法草案明确规定，申请公开募捐的主体，必须是依法登记或者认定满两年的慈善组织，主要是为了避免时有发生的"索捐""诈捐"现象，个人求助要"有困难找组织"。《中华人民共和国慈善法》的颁布，有利于推动我国慈善组织的健康发展，有利于慈善组织切实帮助到特定疾病患者。慈善是社会素质和公民素质的标尺。过去关于募捐和善款使用都是模糊的，通过法律的规范，相信会有越来越多的社会力量加入慈善事业，中国的慈善事业会有新的飞跃。

参考文献

陈俊衣，王超群，2021. 关于建立医疗救助筹资自然增长机制的思考[J]. 中国医疗保险（11）：30-33.

陈埙吹，姚岚，2011. 2005—2010 年我国医疗救助筹资与补助状况分析[J]. 医学与社会，24（5）：49-51.

仇雨临，2019. 中国医疗保障 70 年：回顾与解析[J]. 社会保障评论，3（1）：89-101.

冯鹏程，2021. 完善商业健康保险个人所得税政策的建议[J]. 上海保险（2）：52-55.

傅小兰，张侃，陈雪峰，等，2021. 中国国民心理健康发展报告（2019—2020）[M]. 北京：社会科学文献出版社.

高梦滔，顾昕，2007. 城市医疗救助筹资与给付水平的地区不平等性[J]. 南京大学学报（3）：34-41.

顾昕，白晨，2014. 中国医疗救助筹资水平的横向公平性研究[J]. 财政研究（12）：43-47.

关信平，2021. "十四五"时期我国社会救助制度改革的目标与任务[J]. 行政管理改革（4）：23-31.

何孝崇，皮星，刘彬，等，2021. 社区失独家庭慢性病老人居家护理直接成本调查与分析[J]. 中国卫生质量管理，28（6）：75-78.

嵇艳，2019. 养老机构老年人心理健康评估工具的分析与研究进展[J]. 全科护理，17（32）：4017-4020.

赖志杰，2014. 城乡医疗救助制度的现状、主要问题与建设重点[J]. 当代经济管理，36（7）：53-56.

李乐乐，徐莹，杜奕，等，2022. 慢性病患者家庭灾难性卫生支出风险及其不平等性研究[J]. 卫生经济研究，39（12）：53-56.

李贞，莫松奇，郭钰瑛，2021. 我国慈善捐赠税收政策体系的完善研究[J]. 税务研究（2）：127-132.

李珍，2019. 基本医疗保险 70 年：从无到有实现人群基本全覆盖 [J]. 中国卫生政策研究，12（12）：1-6.

刘继同，严俊，孔灵芝，2009. 中国医疗救助政策框架分析与医务社会工作实务战略重点 [J]. 社会保障研究（1）：139-157.

刘世爱，张奇林，2020. 中老年家庭灾难性医疗支出的测度及影响因素：基于 CHARLS 数据的实证 [J]. 南方人口，35（2）：67-80.

毛立坡，张琳，崔斌，2013. 重特大疾病医疗救助试点评析 [J]. 中国医疗保险（8）：39-42.

任玙，曾理斌，杨晓胜，2015. 城乡医疗救助制度之现状、问题与对策 [J]. 南京医科大学学报（社会科学版）（1）：11-14.

任玙，陈杏，2020. 中国医疗救助政策演进与改善策略探索 [J]. 中国卫生事业管理（3）：166-170.

施文凯，朱坤，2022. 中国医疗保障财政支出：现状、问题与对策 [J]. 财政科学（10）：72-81.

宋悦，韩俊江，郭晖艳，2013. 我国医疗救助制度存在的问题及对策研究 [J]. 税务与经济（1）：46-49.

孙洁，2018. 医疗救助向更灵活更精准迈步 [J]. 中国卫生（9）：92-93.

孙菊，秦瑶，2014. 医疗救助制度的救助效果及其横向公平性分析 [J]. 中国卫生经济，33（11）：22-25.

王超，李正，2023. 灾难性和贫困性医疗支出的测度与比较：基于 CFPS 数据的实证分析 [J]. 卫生经济研究，40（10）：40-44.

王超群，2017. 因病支出型贫困社会救助政策的减贫效果模拟：基于 CFPS 数据的分析 [J]. 公共行政评论，10（3）：99-115，215-216.

王海容，陈昭辉，2015. 对我国医疗救助立法的现状分析及若干思考 [J]. 医学与法学，7（1）：7-11.

王赫，2020. 商业税优健康保险市场发展现状与思考 [J]. 中国保险（9）：44-48.

王景迁，方卫，2019. 失独家庭社会救助现状与对策研究 [J]. 北京大学学报（哲学科学社会版），56（5）：77-86.

王雪峰，辛艳姣，蒋俊男，等，2019. 重特大疾病医疗救助不同模式下"健康扶贫"效果研究 [J]. 中国卫生政策研究，12（6）：52-56.

王忠平，2020. 明确各级财政投入责任，促进医疗救助健康发展 [J]. 中国医疗保险, 146 (11): 30-31.

魏欣芝, 2015. 我国城乡医疗救助筹资机制研究 [J]. 卫生经济研究 (1): 42-45.

夏秀, 2015. 离退休老年人心理孤独感及影响因素 [J]. 中国健康心理学杂志, 23 (11): 1727-1730.

冼淑铃, 周贤日, 2017. 医疗救助: 政府责任、公民权利和社会互助 [J]. 温州大学学报 (社会科学版) (2): 3-15.

向国春, 陈运山, 李婷婷, 等, 2015. 健康扶贫与医疗救助衔接的挑战及探索 [J]. 卫生经济研究 (4): 10-12.

向国春, 顾雪非, 李婷婷, 等, 2014. 我国医疗救助制度的发展及面临的挑战 [J]. 卫生经济研究 (3): 3-5.

肖青, 项莉, 2012. 我国重大疾病医疗救助对象界定研究 [J]. 中国卫生经济, 31 (7): 22-24.

辛艳姣, 蒋俊男, 王雪峰, 等, 2019. 健康扶贫下重特大疾病医疗救助不同救助方案效果分析 [J]. 中国卫生事业管理, 36 (8): 592-594, 619.

徐伟, 杜雯雯, 耿成亮, 等, 2017. 青岛市大病医疗救助政策实施效果评估 [J]. 中国卫生政策研究, 10 (4): 14-17.

许菲裴, 段晓鹏, 2015. 关于完善我国医疗救助法制保障的探讨 [J]. 中医药管理杂志, 23 (16): 162-163.

杨立雄, 2019. 医疗救助运行现状、面临困境及改革建议: 以湖南省为例 [J]. 中国医疗保险 (7): 32-35.

姚宇, 2021. 精准施救是医疗救助制度托底性功能的集中体现 [J]. 中国医疗保险, 158 (11): 41-42.

张春军, 董凯, 董琦, 等, 2019. 农村贫困人口医疗救助对象精准识别及对策探讨 [J]. 医学与社会, 32 (2): 18-20.

张小娟, 刘阳, 彭博, 等, 2021. 贫困和临界贫困居民的疾病经济风险分析 [J]. 卫生经济研究, 38 (10): 14-17.

张仲芳, 刘海兰, 刘星, 2022. 我国灾难性卫生支出标准的界定: 基于医疗支出对家庭基本生活消费的影响 [J]. 中国卫生政策研究, 15 (11): 68-74.

赵钦风, 李佳婧, 焦晨, 等, 2021. 慢性病患者家庭发生灾难性卫生支出研究［J］. 卫生经济研究, 38（2）：7-10.

郑功成, 2021. 全而深化医保改革：进展、挑战与纵深推进［J］. 行政管理改革（10）：12-25.

朱坤, 2019. 中国健康保障制度筹资政策分析：70 年回顾与展望［M］. 北京：中国财政经济出版社.

CYLUS, THOMSON, TAMáS, 2018. Catastrophic health spending in Europe：equity and policy implications of different calculation methods［J］. Bulletin of the World Health Organization, 96：599-609.

DOORSLAER, DONNELL, RANNMAN, et al., 2007. Catastrophic payments for health carein Asia［J］. Health economics, 16：1159-1184.

FARIñA - LóPEZ, ESTéVEZ - GUERRA, POLO - LUQUE, et al., 2018. Physical restraint use with elderly patients：perceptions of nurses and nursing assistants in spanish acute care hospitals［J］. Nurs res, 67（1）：55-59.

GRISCTI, ASTON, MARTIN-MISENER, et al., 2016. The experiences of chronically ill patients and registered nurses when they negotiate patient care in hospital settings：a feminist poststructural approach：a qualitative study that explores negotiation of patient care between patients and chronically ill patients in hospital settings［J］. Jclin nurs, 25（13）：2028-2039.

HEEJU, 2016. Medicaid's lasting impressions：population health and insur -mistry JB, Gwam C, Delanois RE. Medicaid and state-based programs［J］. Seminars in arthroplasty, 27（3）：196-200.

HIRANANDANI, VANMALA, 2011. Disabling health care? Medicaid managed care and people with disabilities in America［J］. Poverty & public policy, 3（2）：1-24.

WAGSTAFF, EOZENOU, 2014. CATA meets IMPOV：a unified approach to measuring financial protection in health［Z］. World bank policy research working paper.

WAGSTAFF, FLORES, HSU, et al., 2018. Progress on catastrophic health spending in 133 countries：a retrospective observational study［J］. Lancet global health, 6（2）：169-179.

XU, EVANS, KAWABATA, et al., 2003. Household catastrophic health expenditure：a multicountry analysis［J］. Lancet, 362：111-117.

附录

附录1 《国务院办公厅关于健全重特大疾病医疗保险和救助制度的意见》

各省、自治区、直辖市人民政府，国务院各部委、各直属机构：

做好重特大疾病医疗保障，是进一步减轻困难群众和大病患者医疗费用负担、防范因病致贫返贫、筑牢民生保障底线的重要举措。为深入贯彻党中央、国务院关于深化医疗保障制度改革和完善社会救助制度的决策部署，巩固拓展医疗保障脱贫攻坚成果，不断增强人民群众获得感、幸福感、安全感，经国务院同意，现就健全重特大疾病医疗保险和救助制度提出以下意见。

一、总体要求

以习近平新时代中国特色社会主义思想为指导，全面贯彻党的十九大和十九届二中、三中、四中、五中全会精神，坚持以人民为中心，坚持共同富裕方向，坚持应保尽保、保障基本，尽力而为、量力而行，推动民生改善更可持续。聚焦减轻困难群众重特大疾病医疗费用负担，建立健全防范和化解因病致贫返贫长效机制，强化基本医保、大病保险、医疗救助（以下统称三重制度）综合保障，实事求是确定困难群众医疗保障待遇标准，确保困难群众基本医疗有保障，不因罹患重特大疾病影响基本生活，同时避免过度保障。促进三重制度综合保障与慈善救助、商业健康保险等协同发展、有效衔接，构建政府主导、多方参与的多层次医疗保障体系。

二、科学确定医疗救助对象范围

（一）及时精准确定救助对象。医疗救助公平覆盖医疗费用负担较重的困难职工和城乡居民，根据救助对象类别实施分类救助。对低保对象、特困人员、低保边缘家庭成员和纳入监测范围的农村易返贫致贫人口，按规定给予救助。对不符合低保、特困人员救助供养或低保边缘家庭条件，但因高额医疗费用支出导致家庭基本生活出现严重困难的大病患者（以下称因病致贫重病患者），根据实际给予一定救助。综合考虑家庭经济状况、医疗费用支出、医疗保险支付等情况，由省（自治区、直辖市）民政部门会同医疗保障等相关部门合理确定因病致贫重病患者认定条件。县级以上地方人民政府规定的其他特殊困难人员，按上述救助对象类别给予相应救助。

三、强化三重制度综合保障

（二）确保困难群众应保尽保。困难群众依法参加基本医保，按规定享有三重制度保障权益。全面落实城乡居民基本医保参保财政补助政策，对个人缴费确有困难的群众给予分类资助。全额资助特困人员，定额资助低保对象、返贫致贫人口。定额资助标准由省级人民政府根据实际确定。适应人口流动和参保需求变化，灵活调整救助对象参保缴费方式，确保其及时参保、应保尽保。

（三）促进三重制度互补衔接。发挥基本医保主体保障功能，严格执行基本医保支付范围和标准，实施公平适度保障；增强大病保险减负功能，探索完善大病保险对低保对象、特困人员和返贫致贫人口的倾斜支付政策，发挥补充保障作用；夯实医疗救助托底保障功能，按照"先保险后救助"的原则，对基本医保、大病保险等支付后个人医疗费用负担仍然较重的救助对象按规定实施救助，合力防范因病致贫返贫风险。完善农村易返贫致贫人口医保帮扶措施，推动实现巩固拓展医疗保障脱贫攻坚成果同乡村振兴有效衔接。

四、夯实医疗救助托底保障

（四）明确救助费用保障范围。坚持保基本，妥善解决救助对象政策范围内基本医疗需求。救助费用主要覆盖救助对象在定点医药机构发生的住院费用、因慢性病需长期服药或患重特大疾病需长期门诊治疗的费用。由医疗救助基金支付的药品、医用耗材、诊疗项目原则上应符合国家有关基本医保支付范围的规定。基本医保、大病保险起付线以下的政策范围内个人自付费用，按规定纳入救助保障。除国家另有明确规定外，各统筹地区不得自行制定或用变通的方法擅自扩大医疗救助费用保障范围。

（五）合理确定基本救助水平。按救助对象家庭困难情况，分类设定年度救助起付标准（以下简称起付标准）。对低保对象、特困人员原则上取消起付标准，暂不具备条件的地区，其起付标准不得高于所在统筹地区上年居民人均可支配收入的 5%，并逐步探索取消起付标准。低保边缘家庭成员起付标准按所在统筹地区上年居民人均可支配收入的 10% 左右确定，因病致贫重病患者按 25% 左右确定。对低保对象、特困人员符合规定的医疗费用可按不低于 70% 的比例救助，其他救助对象救助比例原则上略低于低保对象。具体救助比例的确定要适宜适度，防止泛福利化倾向。各统筹地区要根据经济社会发展水平、人民健康需求、医疗救助基金支撑能力，合理设定医疗救助年度救助限额。农村易返贫致贫人口救助水平，按巩固拓展医疗保障脱贫攻坚成果有效衔接乡村振兴战略有关政策规定执行。

（六）统筹完善托底保障措施。加强门诊慢性病、特殊疾病救助保障，门诊和住院救助共用年度救助限额，统筹资金使用，着力减轻救助对象门诊慢性病、特殊疾病医疗费用负担。对规范转诊且在省域内就医的救助对象，经三重制度综合保障后政策范围内个人负担仍然较重的，给予倾斜救助，具体救助标准由统筹地区人民政府根据医疗救助基金筹资情况科学确定，避免过度保障。通过明确诊疗方案、规范诊疗等措施降低医疗成本，合理控制困难群众政策范围内自付费用比例。

五、建立健全防范和化解因病致贫返贫长效机制

（七）强化高额医疗费用支出预警监测。实施医疗救助对象信息动态管理。分类健全因病致贫和因病返贫双预警机制，结合实际合理确定监测标准。重点监测经基本医保、大病保险等支付后个人年度医疗费用负担仍然较重的低保边缘家庭成员和农村易返贫致贫人口，做到及时预警。加强部门间信息共享和核查比对，协同做好风险研判和处置。加强对监测人群的动态管理，符合条件的及时纳入救助范围。

（八）依申请落实综合保障政策。全面建立依申请救助机制，畅通低保边缘家庭成员和农村易返贫致贫人口、因病致贫重病患者医疗救助申请渠道，增强救助时效性。已认定为低保对象、特困人员的，直接获得医疗救助。强化医疗救助、临时救助、慈善救助等综合性保障措施，精准实施分层分类帮扶。综合救助水平要根据家庭经济状况、个人实际费用负担情况合理确定。

六、积极引导慈善等社会力量参与救助保障

（九）发展壮大慈善救助。鼓励慈善组织和其他社会组织设立大病救助项目，发挥补充救助作用。促进互联网公开募捐信息平台发展和平台间慈善资源共享，规范互联网个人大病求助平台信息发布，推行阳光救助。支持医疗救助领域社会工作服务和志愿服务发展，丰富救助服务内容。根据经济社会发展水平和各方承受能力，探索建立罕见病用药保障机制，整合医疗保障、社会救助、慈善帮扶等资源，实施综合保障。建立慈善参与激励机制，落实相应税收优惠、费用减免等政策。

（十）鼓励医疗互助和商业健康保险发展。支持开展职工医疗互助，规范互联网平台互助，加强风险管控，引导医疗互助健康发展。支持商业健康保险发展，满足基本医疗保障以外的保障需求。鼓励商业保险机构加强产品创新，在产品定价、赔付条件、保障范围等方面对困难群众适当倾斜。

七、规范经办管理服务

（十一）加快推进一体化经办。细化完善救助服务事项清单，出台医疗救助经办管理服务规程，做好救助对象信息共享互认、资助参保、待遇给付等经办服务。推动基本医保和医疗救助服务融合，依托全国统一的医疗保障信息平台，依法依规加强数据归口管理。统一协议管理，强化定点医疗机构费用管控主体责任。统一基金监管，做好费用监控、稽查审核，保持打击欺诈骗保高压态势，对开展医疗救助服务的定点医疗机构实行重点监控，确保基金安全高效、合理使用。推动实行"一站式"服务、"一窗口"办理，提高结算服务便利性。

（十二）优化救助申请审核程序。简化申请、审核、救助金给付流程，低保对象、特困人员直接纳入"一站式"结算，探索完善其他救助对象费用直接结算方式。加强部门工作协同，全面对接社会救助经办服务，按照职责分工做好困难群众医疗救助申请受理、分办转办及结果反馈。动员基层干部，依托基层医疗卫生机构，做好政策宣传和救助申请委托代办等，及时主动帮助困难群众。

（十三）提高综合服务管理水平。加强对救助对象就医行为的引导，推行基层首诊，规范转诊，促进合理就医。完善定点医疗机构医疗救助服务内容，提高服务质量，按规定做好基本医保和医疗救助费用结算。按照安全有效、经济适宜、救助基本的原则，引导医疗救助对象和定点医疗机构优先选择纳入基本医保支付范围的药品、医用耗材和诊疗项目，严控不合理费用支出。经基层首诊转诊的低保对象、特困人员在市域内定点医疗机构住院，实行"先诊疗后付费"，全面免除其住院押金。做好异地安置和异地转诊救助对象登记备案、就医结算，按规定转诊的救助对象，执行户籍地所在统筹地区救助标准。未按规定转诊的救助对象，所发生的医疗费用原则上不纳入医疗救助范围。

八、强化组织保障

（十四）加强组织领导。强化党委领导、政府主导、部门协同、社会参与的重特大疾病保障工作机制。将困难群众重特大疾病医疗救助托底保障政策落实情况作为加强和改善民生的重要指标，纳入医疗救助工作绩效评价。各省（自治区、直辖市）要落实主体责任，细化政策措施，强化监督检查，确保政策落地、待遇落实、群众得实惠。要结合落实医疗保障待遇清单制度，制定出台细化措施，切实规范医疗救助保障范围，坚持基本保障标准，确保制度可持续发展。加强政策宣传解读，及时回应社会关切，营造良好舆论氛围。各地区政策实施情况及时报送国家医保局。

（十五）加强部门协同。建立健全部门协同机制，加强医疗保障、社会救助、医疗卫生制度政策及经办服务统筹协调。医疗保障部门要统筹推进医疗保险、医疗救助制度改革和管理工作，落实好医疗保障政策。民政部门要做好低保对象、特困人员、低保边缘家庭成员等救助对象认定工作，会同相关部门做好因病致贫重病患者认定和相关信息共享，支持慈善救助发展。财政部门要按规定做好资金支持。卫生健康部门要强化对医疗机构的行业管理，规范诊疗路径，促进分级诊疗。税务部门要做好基本医保保费征缴相关工作。银保监部门要加强对商业保险机构承办大病保险的行业监管，规范商业健康保险发展。乡村振兴部门要做好农村易返贫致贫人口监测和信息共享。工会要做好职工医疗互助和罹患大病困难职工帮扶。

（十六）加强基金预算管理。在确保医疗救助基金安全运行基础上，统筹协调基金预算和政策制定，落实医疗救助投入保障责任。拓宽筹资渠道，动员社会力量，通过慈善和社会捐助等多渠道筹集资金，统筹医疗救助资金使用。加强预算执行监督，全面实施预算绩效管理。促进医疗救助统筹层次与基本医保统筹层次相协调，提高救助资金使用效率。

（十七）加强基层能力建设。加强基层医疗保障经办队伍建设，统筹医疗保障公共服务需求和服务能力配置，做好相应保障。积极引入社会力量参与经办服务，大力推动医疗救助经办服务下沉，重点提升信息化和经办服务水平。加强医疗救助政策和业务能力培训，努力打造综合素质高、工作作风好、业务能力强的基层经办队伍。

国务院办公厅

2021 年 10 月 28 日

附录 2 《 “十四五” 国家老龄事业发展和养老服务体系规划》

为实施积极应对人口老龄化国家战略，推动老龄事业和产业协同发展，构建和完善兜底性、普惠型、多样化的养老服务体系，不断满足老年人日益增长的多层次、高品质健康养老需求，根据《中华人民共和国老年人权益保障法》《中华人民共和国国民经济和社会发展第十四个五年规划和 2035 年远景目标纲要》和《国家积极应对人口老龄化中长期规划》，制定本规划。

一、规划背景

党和国家高度重视老龄事业和养老服务体系发展。 “十三五” 时期，在党和国家重大规划和政策意见引领下，我国老龄事业发展和养老服务体系建设取得一系列新成就。一是老龄政策法规体系不断完备。涉老相关法律法规、规章制度和政策措施不断完善，老年人权益保障机制、优待政策等不断细化，养老服务体系建设、运营、发展的标准和监管制度更加健全。二是多元社会保障不断加强。基本社会保险进一步扩大覆盖范围，企业退休人员养老保险待遇和城乡居民基础养老金水平得到提升。稳步推进长期护理保险试点工作，明确了两批共 49 个试点城市，在制度框架、政策标准、运行机制、管理办法等方面作出探索。商业养老保险、商业健康保险快速发展。三是养老服务体系不断完善。 “十三五” 期间，全国各类养老服务机构（包括养老机构、社区养老服务机构，下同）和设施从 11.6 万个增加到 32.9 万个，床位数从 672.7 万张增加到 821 万张。各级政府持续推进公办养老机构建设，加强特困人员养老保障，对经济困难的高龄、失能（含失智，下同）老年人给予补贴，初步建立农村留守老年人关爱服务体系。居家社区养老服务发展迅速，机构养老服务稳步推进，普惠养老专项行动顺利实施。四是健康支撑体系不断健全。老年人健康水平持续提升，2020 年人均预期寿命提高至 77.9 岁，65 岁及以上老年人在基层医疗卫生机构免费获得健康管理服务。医养结合服务有序发展，照护服务能力明显提高，2020 年全国两证齐全（具备医疗卫生机构资质，并进行养老机构备案）的医养结合机构 5 857 家，床位数达到 158 万张。五是老龄事业和产业加快发展。老年教育机构持续增加，老年人精神文化生活不断丰富，更多老年人积极参与社区治理、文教卫生等活动。老年宜居环境建设积极推进，老年人权益保障持续加强。老年用品制造业和服务业加快转型升级，科技化水平显著提升，教育培训、文化娱乐、健康养生、旅居养老等融合发展的新业态不断涌现。

"十四五"时期，我国开启全面建设社会主义现代化国家新征程。党中央把积极应对人口老龄化上升为国家战略，在《中华人民共和国国民经济和社会发展第十四个五年规划和 2035 年远景目标纲要》中作了专门部署。人口老龄化是人类社会发展的客观趋势，我国具备坚实的物质基础、充足的人力资本、历史悠久的孝道文化，完全有条件、有能力、有信心解决好这一重大课题。同时也要看到，我国老年人口规模大，老龄化速度快，老年人需求结构正在从生存型向发展型转变，老龄事业和养老服务还存在发展不平衡不充分等问题，主要体现在农村养老服务水平不高、居家社区养老和优质普惠服务供给不足、专业人才特别是护理人员短缺、科技创新和产品支撑有待加强、事业产业协同发展尚需提升等方面，建设与人口老龄化进程相适应的老龄事业和养老服务体系的重要性和紧迫性日益凸显，任务更加艰巨繁重。

二、总体要求

（一）指导思想。

以习近平新时代中国特色社会主义思想为指导，全面贯彻党的十九大和十九届历次全会精神，统筹推进"五位一体"总体布局，协调推进"四个全面"战略布局，坚持稳中求进工作总基调，立足新发展阶段，完整、准确、全面贯彻新发展理念，构建新发展格局，坚持党委领导、政府主导、社会参与、全民行动，实施积极应对人口老龄化国家战略，以加快完善社会保障、养老服务、健康支撑体系为重点，把积极老龄观、健康老龄化理念融入经济社会发展全过程，尽力而为、量力而行，深化改革、综合施策，加大制度创新、政策供给、财政投入力度，推动老龄事业和产业协同发展，在老有所养、老有所医、老有所为、老有所学、老有所乐上不断取得新进展，让老年人共享改革发展成果、安享幸福晚年。

（二）基本原则。

——系统谋划，整体推进。坚持应对人口老龄化和促进经济社会发展相结合，坚持满足老年人需求和解决人口老龄化问题相结合，统筹把握老年群体与全体社会成员、老年期与全生命周期、老龄政策与公共政策的关系，系统整体推进老龄事业发展。

——以人为本，顺应趋势。贯彻以人民为中心的发展思想，聚焦老年人在社会保障、养老、医疗等民生问题上的"急难愁盼"，加快建设符合中国国情、顺应人口老龄化趋势的保障和服务体系，优化服务供给，提升发展质量，确保始终与经济社会发展相适应。

——兜好底线，广泛普惠。推进养老服务体系建设，强化政府保基本兜底线职能，促进资源均衡配置，确保基本养老服务保障到位。大力发展普惠型养老服务，充分调动社会力量积极性，为人民群众提供方便可及、价格可负担、质量有保障的养老服务。

——改革创新，扩大供给。深化放管服改革，优化营商环境，培育新产业、新业态、新模式，推动服务业多业态深度融合发展，打造制造业创新示范高地。大力发展银发经济，推动老龄事业与产业、基本公共服务与多样化服务协调发展，努力满足老年人多层次多样化需求。

——多方参与，共建共享。坚持政府、社会、家庭、个人共同参与、各尽其责，弘扬中华民族孝亲敬老传统美德，巩固家庭养老的基础地位，打造老年友好型社会。引导老年人树立主动健康和终身发展理念，鼓励老年人积极面对老年生活，在经济社会发展中充分发挥作用。

（三）发展目标。

"十四五"时期，积极应对人口老龄化国家战略的制度框架基本建立，老龄事业和产业有效协同、高质量发展，居家社区机构相协调、医养康养相结合的养老服务体系和健康支撑体系加快健全，全社会积极应对人口老龄化格局初步形成，老年人获得感、幸福感、安全感显著提升。

养老服务供给不断扩大。覆盖城乡、惠及全民、均衡合理、优质高效的养老服务供给进一步扩大，家庭养老照护能力有效增强，兜底养老服务更加健全，普惠养老服务资源持续扩大，多层次多样化养老服务优质规范发展。

老年健康支撑体系更加健全。老年健康服务资源供给不断增加，配置更加合理，人才队伍不断扩大。家庭病床、上门巡诊等居家医疗服务积极开展。老年人健康水平不断提升，健康需求得到更好满足。

为老服务多业态创新融合发展。老年人教育培训、文化旅游、健身休闲、金融支持等服务不断丰富，围绕老年人衣食住行、康复护理的老年用品产业不断壮大，科技创新能力明显增强，智能化产品和服务惠及更多老年人。

要素保障能力持续增强。行业营商环境持续优化，规划、土地、住房、财政、投资、融资、人才等支持政策更加有力，从业人员规模和能力不断提升，养老服务综合监管、长期护理保险等制度更加健全。

社会环境更加适老宜居。全国示范性老年友好型社区建设全面推进，敬老爱老助老的社会氛围日益浓厚，老年人社会参与程度不断提高。老年人在运用智能技术方面遇到的困难得到有效解决，广大老年人更好地适应并融入智慧社会。

专栏 1　"十四五"国家老龄事业发展和养老服务体系主要指标

指标	2025 年目标值
1. 养老服务床位总量	达到 900 万张以上
2. 特殊困难老年人月探访率	达到 100%
3. 新建城区、新建居住区配套建设养老服务设施达标率	达到 100%
4. 养老机构护理型床位占比	达到 55%
5. 设立老年医学科的二级及以上综合性医院占比	达到 60% 以上
6. 本科高校、职业院校养老服务相关专业招生规模	明显增长
7. 每千名老年人配备社会工作者人数	保持 1 人以上
8. 老年大学覆盖面	每个县（市、区、旗）至少 1 所
9. "敬老月"活动覆盖面	每个县（市、区、旗）每年开展 1 次

三、织牢社会保障和兜底性养老服务网

（四）进一步健全社会保障制度。

完善基本养老保险和基本医疗保险体系。不断扩大基本养老保险覆盖面。尽快实现企业职工基本养老保险全国统筹。实施渐进式延迟法定退休

年龄。落实基本养老金合理调整机制，适时适度调整城乡居民基础养老金标准。大力发展企业年金、职业年金，提高企业年金覆盖率，促进和规范发展第三支柱养老保险，推动个人养老金发展。完善基本医保政策，逐步实现门诊费用跨省直接结算，扩大老年人慢性病用药报销范围，将更多慢性病用药纳入集中带量采购，降低老年人用药负担。

稳步建立长期护理保险制度。适应我国经济社会发展水平和老龄化发展趋势，构建长期护理保险制度政策框架，协同促进长期照护服务体系建设。从职工基本医疗保险参保人群起步，重点解决重度失能人员基本护理保障需求。探索建立互助共济、责任共担的多渠道筹资机制，参加长期护理保险的职工筹资以单位和个人缴费为主，形成与经济社会发展和保障水平相适应的筹资动态调整机制。建立公平适度的待遇保障机制，合理确定待遇保障范围和基金支付水平。制定全国统一的长期护理保险失能等级评估标准，建立并完善长期护理保险需求认定、等级评定等标准体系和管理办法，明确长期护理保险基本保障项目。做好与经济困难的高龄、失能老年人补贴以及重度残疾人护理补贴等政策的衔接。健全长期护理保险经办服务体系。

完善社会救助和社会福利制度。健全分层分类的社会救助体系，将符合条件的老年人纳入相应社会救助范围，予以救助。为经济困难的老年人提供养老服务补贴，为经济困难的失能老年人提供护理补贴，并建立补贴标准动态调整机制。推动地方探索通过政府购买服务等方式为经济困难的失能老年人等提供必要的访视、照料服务。

（五）建立基本养老服务清单制度。

建立老年人能力综合评估制度。统筹现有的老年人能力、健康、残疾、照护等相关评估制度，通过政府购买服务等方式，统一开展老年人能力综合评估，推动评估结果全国范围内互认、各部门按需使用，作为接受养老服务等的依据。研究制定可满足老年人能力综合评估需要的国家标准，提供统一、规范和可操作的评估工具。推动培育一批综合评估机构，加强能力建设和规范管理。

针对不同老年人群体分类提供服务。各地要根据财政承受能力，出台基本养老服务清单，对健康、失能、经济困难等不同老年人群体，分类提供养老保障、生活照料、康复照护、社会救助等适宜服务。清单要明确服务对象、服务内容、服务标准和支出责任，并根据经济社会发展和科技进步进行动态调整。

（六）强化公办养老机构兜底保障作用。

坚持公办养老机构公益属性。各地要根据特困老年人规模确定公办养老机构床位总量下限，做好规划建设和保运转等工作。在满足有意愿的特困老年人集中供养需求的前提下，公办养老机构重点为经济困难的空巢、留守、失能、残疾、高龄老年人以及计划生育特殊家庭老年人等（以下统称特殊困难老年人）提供服务。建立公办养老机构入住评估管理制度，明确老年人入住条件和排序原则。引导公建民营、民办公助等养老机构优先接收特殊困难老年人、作出特殊贡献的老年人。鼓励地方探索解决无监护人老年人入住养老机构难的问题。

提升公办养老机构服务水平。加大现有公办养老机构改造力度，提升失能老年人照护能力，增设失智老年人照护专区，在满足政策保障对象入住需求的基础上优先安排失能老年人入住。支持 1 000 个左右公办养老机构增加护理型床位。针对公共卫生、自然灾害等突发事件，增设隔离功能，改造消防设施，配备必要的物资和设备，加强人员应急知识培训，提升公办养老机构应急保障能力。发挥公办养老机构作用，辐射带动周边各类养老机构完善突发事件预防与应急准备、监测与预警、应急处置与救援等机制。

专栏 2　公办养老机构提升行动

提升覆盖能力达标率。新建和升级改造设区的市级公办养老机构。县级、乡镇级重点支持特困人员供养服务设施（敬老院）建设，改造升级护理型床位，开辟失能老年人照护单元，到 2025 年，县级特困人员供养服务设施（敬老院）建有率达到 100%。

提升服务质量安全达标率。加强公办养老机构规范化建设，使其符合养老机构服务安全基本规范等标准。依据养老机构等级划分与评定等标准，评定为一级至二级服务等级的乡镇级公办养老机构、评定为二级至三级服务等级的县级公办养老机构建有率均达到 80% 以上。

提升入住率。改善公办养老机构服务，优化供给结构，公办养老机构入住率明显提升，用好用足现有资源。

（七）加快补齐农村养老服务短板。

通过支持县级养老服务机构建设改造、将具备条件的乡镇级特困人员供养服务设施（敬老院）改扩建为区域养老服务中心、综合利用残疾人托养服务设施等方式，因地制宜实现农村有意愿的特困老年人集中供养。以村级邻里互助点、农村幸福院等为依托，构建农村互助式养老服务网络。支持乡镇级特困人员供养服务设施（敬老院）增加养老服务指导功能，将专业养老服务延伸至村级邻里互助点、农村幸福院和居家老年人。对于特困人员供养服务设施（敬老院）原地改造升级项目，不需要调整规划用途，不额外占用建设指标。加强农村养老服务和管理人才队伍建设，提高职业化、专业化水平。以行政村为单位，依托村民自治组织和邻里互助力量，建立特殊困难老年人定期巡访制度，督促家庭成员履行赡养扶养义务，提供必要的援助服务，帮助解决基本生活安全问题。

四、扩大普惠型养老服务覆盖面

（八）建设普惠养老服务网络。

发展社区养老服务机构。深化"十三五"时期居家和社区养老服务试点改革成果，培育一批以照护为主业、辐射社区周边、兼顾上门服务的社区养老服务机构，推动集中管理运营和标准化、品牌化发展。支持社区养老服务机构建设和运营家庭养老床位，将服务延伸至家庭。支持物业企业发挥贴近住户的优势，与社区养老服务机构合作提供居家养老服务。在乡镇（街道）层面，建设具备全日托养、日间照料、上门服务、供需对接、资源统筹等功能的区域养老服务中心。到2025年，乡镇（街道）层面区域养老服务中心建有率达到60%，与社区养老服务机构功能互补，共同构建"一刻钟"居家养老服务圈。

支持建设专业化养老机构。支持社会力量建设专业化、规模化、医养结合能力突出的养老机构，推动其在长期照护服务标准规范完善、专业人才培养储备、信息化智能化管理服务、康复辅助器具推广应用等方面发挥示范引领作用。支持养老机构针对失智老年人的特殊需求，提供专业照护服务。引导养老机构立足自身定位，合理延伸服务范围，依法依规开展医疗卫生服务，为老年人提供一体化的健康和养老服务。中央预算内投资重点支持新建护理型养老服务设施和照护服务能力改造提升项目。引导地方对普通型床位和护理型床位实行差异化补助，到2025年，全国养老机构护理型床位占比提高到55%。完善对护理型床位的认定办法，尽快建立长期照护服务的项目、标准、质量评价等规范。

积极推进公办养老机构改革。完善公办养老机构委托经营机制，改革以价格为主的筛选标准，综合考虑从业信誉、服务水平、可持续性等质量指标。引进养老服务领域专业能力较强的运营机构早期介入、全程参与委托经营的养老机构项目工程建设，支持规模化、连锁化运营。探索将具备条件的公办养老机构改制为国有养老服务企业或拓展为连锁服务机构。探索建立城市养老服务联合体，"以上带下"提升基层服务能力。

（九）支持普惠养老服务发展。

完善社区养老服务设施配套。各地要严格按照人均用地不少于0.1平方米的标准分区分级规划设置社区养老服务设施，老龄化程度较高的地区可结合实际适当上调标准。加强常态化督查，确保新建居住区与配套养老服务设施同步规划、同步建设、同步验收、同步交付。开展城镇配套养老服务设施专项治理，全面清查2014年以来新建城区、新建居住区配套情况，定期进行全国通报，2025年前完成整改。在城镇老旧小区改造中，统筹推进配套养老服务设施建设，通过补建、购置、置换、租赁、改造等方式，因地制宜补齐社区养老服务设施短板。支持在社区综合服务设施开辟空间用于养老服务。支持养老机构利用配套设施提供社区养老服务，具备条件的可重点开展失能老年人全日托养服务，无偿或低偿使用配套设施的，应当以普惠为导向确定服务价格。鼓励地方探索对相邻居住区的配套养老服务设施进行资源整合、统筹利用，统一管理运营。定期组织开展社区养老服务设施使用状况检查，对于未按养老服务用途使用的配套设施产权方，支持地方探索依法实施合理的经济处罚方式。

充分调动社会力量参与积极性。综合运用规划、土地、住房、财政、投资、融资、人才等支持政策，引导各类主体提供普惠养老服务，扩大供给，提高质量，提升可持续发展能力。进一步完善市场原则下的普惠价格形成机制，"十四五"期间，各地要结合实际，综合考虑企业建设运营成本、政策支持情况、消费者承受能力等因素，推动普惠养老服务价格在合理区间运行，价格水平显著低于当地同等服务水平的市场化养老服务机构。实施普惠养老专项行动，发挥中央预算内投资引导和撬动作用，引导地方政府制定支持性"政策包"，带动企业提供普惠型"服务包"，推动建设一批方便可及、价格可接受、质量有保障的养老服务机构。

加大国有经济对普惠养老的支持。建立国有经济对养老服务供给的补短板机制，强化中央国有经济在养老服务领域有效供给，加强地方国有经济在养老基础设施领域布局。引导地方国有资本积极培育发展以普惠养老服务为主责主业的国有企业。对主要承担养老服务功能的国有企业，重点考核服务质量、成本控制、运营效率等情况。

五、强化居家社区养老服务能力

（十）构建城乡老年助餐服务体系。

建立老年人助餐服务网络。综合利用社区养老服务设施和闲置房屋等资源，打造一批食材可溯、安全卫生、价格公道的标准化社区老年食堂（助餐服务点）。重点补齐农村、远郊等助餐服务短板，支持当地养老服务机构、餐饮场所等增加助餐功能，推广邻里互助的助餐模式。丰富和创新助餐服务提供机制，因地制宜采取中央厨房、社区食堂、流动餐车等形式，降低运营成本，便利老年人就餐。

支持高质量多元化供餐。围绕更好满足老年人多层次多样化就餐需求，鼓励助餐机构开发餐饮产品、丰富菜色品种、合理营养膳食。建立助餐服务合理回报机制，由经营者根据实际服务成本和适度利润水平确定收费标准，引导更多市场主体参与助餐服务。引导外卖平台等市场主体参与助餐配送。推动助餐机构投保食品安全责任保险。

（十一）开展助浴助洁和巡访关爱服务。

发展老年人助浴服务。支持社区助浴点、流动助浴车、入户助浴等多种业态发展，培育一批专业化、连锁化助浴机构。研究制定老年人助浴服务相关标准规范，加强养老护理员助浴技能培训。支持助浴服务相关产品研发，推广应用经济实用型产品。鼓励助浴机构投保相关保险，提高风险保障程度。

引导助洁服务覆盖更多老年人。支持家政企业开发被褥清洗、收纳整理、消毒除尘等适合老年人需求的保洁服务产品。引导物业企业将保洁服务范围由公共区域向老年人家庭延伸。支持有条件的地方通过政府购买服务、组织开展志愿服务等方式，为特殊困难老年人提供助洁服务。

加强居家老年人巡访关爱。建立居家养老巡访关爱服务制度，实行普遍巡访和重点巡访相结合，采取电话问候、上门探访等多种形式，运用互联网、物联网等技术手段，为老年人提供紧急救援服务。通过"社工+邻里+志愿者+医生"相结合的方式，为特殊困难老年人提供身心关爱服务。

（十二）加快发展生活性为老服务业。

提高老年人生活服务可及性。依托社区养老服务设施，引导社区综合服务平台广泛对接老年人需求，提供就近就便消费服务。组织和引导物业企业、零售服务商、社会工作服务机构等拓展为老服务功能，提供生活用品代购、餐饮外卖、家政预约、代收代缴、挂号取药、精神慰藉等服务。

培育老年人生活服务新业态。推动"互联网＋养老服务"发展，推动互联网平台企业精准对接为老服务需求，支持社区养老服务机构平台化展示，提供"菜单式"就近便捷为老服务，鼓励"子女网上下单、老人体验服务"。培育城市级综合信息平台和行业垂直信息平台。引导有条件的养老服务机构线上线下融合发展，利用互联网、大数据、人工智能等技术创新服务模式。鼓励互联网企业开发面向老年人各种活动场景的监测提醒功能，利用大数据方便老年人的居家出行、健康管理和应急处置。

六、完善老年健康支撑体系

（十三）加强老年健康教育和预防保健。

完善健康教育和健康管理。开发老年健康教育科普教材，通过老年健康宣传周等多种活动，利用多种传播媒介普及健康知识和健康生活方式，提高老年人健康素养。落实基本公共卫生服务老年人健康管理项目，做实老年人家庭医生签约服务。加强老年人群重大传染病的早期筛查、干预，鼓励有条件的地方开展阿尔茨海默病、帕金森病等神经退行性疾病的早期筛查和健康指导。

实施老年健康促进工程。加强老年人群重点慢性病的早期筛查、干预及分类指导，开展老年口腔健康、老年营养改善、老年痴呆防治和心理关爱行动。推动老年健康领域科研成果转化，遴选推广一批老年健康适宜技术，提高基层的老年健康服务能力。发挥中医药在老年病、慢性病防治等方面的优势和作用。

（十四）发展老年医疗、康复护理和安宁疗护服务。

增强医疗卫生机构为老服务能力。加强国家老年医学中心建设，布局若干区域老年医疗中心。加强综合性医院老年医学科建设。支持医疗资源丰富的地区将部分公立医疗机构转型为护理院、康复医院。推动医疗卫生机构开展老年综合征管理，促进老年医疗服务从单病种模式向多病共治模式转变。加快建设老年友善医疗机构，方便老年人看病就医。

推动医疗服务向居家社区延伸。支持有条件的医疗卫生机构为失能、慢性病、高龄、残疾等行动不便或确有困难的老年人提供家庭病床、上门巡诊等居家医疗服务。公立医疗机构为老年人提供上门医疗服务，采取

"医疗服务价格+上门服务费"方式收费。提供的医疗服务、药品和医用耗材适用本医疗机构执行的医药价格政策，上门服务费可由公立医疗机构自主确定。鼓励社会力量开办社区护理站。积极开展社区和居家中医药健康服务。

开展安宁疗护服务。推动医疗卫生机构按照"充分知情、自愿选择"的原则开展安宁疗护服务。稳步扩大安宁疗护试点，推动安宁疗护机构标准化、规范化建设。支持社区和居家安宁疗护服务发展，建立机构、社区和居家相衔接的安宁疗护服务机制。加强对社会公众的生命教育。

专栏3　老年健康服务体系建设行动

> 老年健康促进工程。监测老年人健康素养状况，开展有针对性的健康教育活动。将老年心理关爱行动覆盖至所有县（市、区、旗）。在先行试点的基础上，实施老年口腔健康行动和老年营养改善行动。实施老年痴呆防治行动，提升老年痴呆防治水平。
>
> 老年健康服务体系建设工程。构建综合连续、覆盖城乡的老年健康服务体系。加强综合性医院老年医学科以及老年医院、康复医院、护理院（中心、站）、安宁疗护机构建设。鼓励社会力量开办护理院（中心、站）。在国家安宁疗护试点市（区），每个县（市、区、旗）至少设立1个安宁疗护病区，有条件的社区卫生服务中心和乡镇卫生院设立安宁疗护病床。

（十五）深入推进医养结合。

丰富医养结合服务模式。鼓励大型或主要接收失能老年人的养老机构内部设置医疗卫生机构，将养老机构内设医疗卫生机构纳入医联体管理，根据服务老年人的特点，合理核定养老机构举办的医疗机构医保限额。推动养老机构与周边医疗卫生机构开展签约合作，做实合作机制和内容。到2025年，养老机构普遍具备医养结合能力（能够提供医疗卫生服务或与医疗卫生机构开展签约合作）。

增加医养结合服务供给。实施社区医养结合能力提升行动。积极开展基本公共卫生服务老年健康与医养结合服务项目。支持优抚医院、光荣院转型，开展医养结合服务。推动社区卫生服务中心与社区养老服务机构、乡镇卫生院与特困人员供养服务设施（敬老院）、村卫生室与农村幸福院毗邻建设，采取多种有效方式实现资源整合、服务衔接。

提升医养结合服务质量。健全医养结合标准规范体系。推动医疗卫生、养老服务数据共享，完善医养结合信息管理系统。推进"互联网+医疗健康""互联网+护理服务""互联网+康复服务"，发展面向居家、社区和机构的智慧医养结合服务。

专栏4　医养结合能力提升专项行动

> 社区医养结合能力提升行动。依托社区卫生服务中心、乡镇卫生院或养老服务机构、特困人员供养服务设施（敬老院），利用现有资源改建一批社区（乡镇）医养结合服务设施，重点为失能、慢性病、高龄、残疾等老年人提供健康教育、预防保健、疾病诊治、康复护理、安宁疗护为主，兼顾日常生活照料的医养结合服务。
>
> 医养结合示范行动。利用中央预算内投资支持建设专业化、规模化、医养结合能力突出的养老服务机构。组织开展医养结合人才能力提升培训。组织开展全国医养结合示范省（自治区、直辖市）、示范县（市、区、旗）和示范机构创建活动。

（十六）强化老年人疫情防控。

制定老年人突发公共卫生事件应急处置预案和指南，分类完善居家、社区和入住养老机构的老年人疫情防控措施。在疫情应急处置中，充分发挥基层党组织和基层自治组织的作用，做好特殊困难老年人的就医帮助、生活照顾、心理慰藉等服务。加强养老机构疫情防控制度和能力建设。

七、大力发展银发经济

（十七）发展壮大老年用品产业。

加强老年用品研发制造。大力开发满足老年人衣、食、住、行等需求的老年生活用品。针对不同生活场景，重点开发适老化家电、家具、洗浴装置、坐便器、厨房用品等日用产品以及智能轮椅、生物力学拐杖等辅助产品，推广易于抓握的扶手等支撑装置以及地面防滑产品、无障碍产品，发展老年益智类玩具、乐器等休闲陪护产品。针对机构养老、日间托养、上门护理等需求，重点开发清洁卫生、饮食起居、生活护理等方面产品，提升成人尿裤、护理垫、溃疡康复用品等产品的适老性能，发展辅助搬运、翻身、巡检等机器人。发展老年人监护、防走失定位等产品。

促进优质产品应用推广。制修订一批关键急需的老年用品和服务技术标准，促进质量提升，规范市场秩序，引导消费者正确选择和使用。建立老年用品产品目录，适时进行评估并动态调整。对自主研发、技术领先、市场认可的产品，优先纳入升级和创新消费品指南。在有条件的街道、社区，发展嵌入式康复辅助器具销售和租赁网点，提供用品展示、预约使用、指导教学、售后维修、回收利用等服务。

鼓励发展产业集群。鼓励国内外多方共建特色养老产业合作园区，加强市场、规则、标准方面的软联通，打造制造业创新示范高地。优先培育一批带动力强、辐射面广的龙头企业，打造一批产业链长、覆盖领域广、经济社会效益显著的产业集群，形成一批具有国际竞争力的知名品牌，推动我国相关产业迈向全球价值链中高端。

专栏5　规划布局一批银发经济重点发展区域

在京津冀、长三角、粤港澳大湾区、成渝等区域，规划布局10个左右高水平的银发经济产业园区。支持北京、天津、上海、海南、重庆在开展服务业扩大开放综合试点中推进国际性、跨区域合作。结合积极应对人口老龄化重点联系城市评选，在全国打造一批银发经济标杆城市，推进在服务业融合发展、制造业转型升级、新技术新业态培育方面的探索创新。建立区域老年用品市场交易平台，支持有条件的地区举办老年用品博览会、展销会。

（十八）促进老年用品科技化、智能化升级。

强化老年用品的科技支撑。加快推进互联网、大数据、人工智能、第五代移动通信（5G）等信息技术和智能硬件在老年用品领域的深度应用。支持智能交互、智能操作、多机协作等关键技术研发，提升康复辅助器具、健康监测产品、养老监护装置、家庭服务机器人、日用辅助用品等适老产品的智能水平、实用性和安全性，开展家庭、社区、机构等多场景的试点试用。

加强老年科技的成果转化。利用现有资金渠道，支持老年用品关键技术和产品研发、成果转化、服务创新及应用推广，促进产业创新。支持在老年用品领域培育国家技术创新示范企业、"专精特新"企业、制造业单项冠军企业等，加强产学研用协同创新和关键共性技术产业化。加强老年用品领域知识产权保护，依法保护相关专利、商标和商誉等合法权益。

发展健康促进类康复辅助器具。加快人工智能、脑科学、虚拟现实、可穿戴等新技术在健康促进类康复辅助器具中的集成应用。发展外骨骼康复训练、认知障碍评估和训练、沟通训练、失禁康复训练、运动肌力和平衡训练、老年能力评估和日常活动训练等康复辅助器具。发展用药和护理提醒、呼吸辅助器具、睡眠障碍干预以及其他健康监测检测设备。

推广智慧健康养老产品应用。针对老年人康复训练、行为辅助、健康理疗和安全监护等需求，加大智能假肢、机器人等产品应用力度。开展智慧健康养老应用试点示范建设，建设众创、众包、众扶、众筹等创业支撑平台，建立一批智慧健康养老产业生态孵化器、加速器。编制智慧健康养老产品及服务推广目录，完善服务流程规范和评价指标体系，推动智慧健康养老规范化、标准化发展。

专栏6　老年用品研发制造应用重大科技攻关

> 结合"十四五"国家重点研发计划相关专项的实施，加强对高龄老年人机能增强和照护、失能老年人用品等的研发。围绕神经系统损伤、损伤后脑认知功能障碍、瘫痪助行等康复治疗需求，突破脑机交互等技术，开发用于不同损伤康复的辅助机器人系列产品，实施智能服务机器人发展行动计划。研发穿戴式动态心电监测设备和其他生理参数检测设备，发展便携式健康监测设备、自助式健康检测设备等健康监测产品，开发新型信号采集芯片和智能数字医疗终端。

（十九）有序发展老年人普惠金融服务。

促进和规范发展第三支柱养老保险。支持商业保险机构开发商业养老保险和适合老年人的健康保险，引导全社会树立全生命周期的保险理念。引导商业保险机构加快研究开发适合居家护理、社区护理、机构护理等多样化护理需求的产品。研究建立寿险赔付责任与护理支付责任转换机制，支持被保险人在失能时提前获得保险金给付，用于护理费用支出。支持老年人住房反向抵押养老保险业务发展。积极推进老年人意外伤害保险。鼓励金融机构开发符合老年人特点的支付、储蓄、理财、信托、保险、公募基金等养老金融产品，研究完善金融等配套政策支持。加强涉老金融市场的风险管理，严禁金融机构误导老年人开展风险投资。

八、践行积极老龄观

（二十）创新发展老年教育。

加快发展城乡社区老年教育，支持各类有条件的学校举办老年大学（学校）、参与老年教育。鼓励养教结合创新实践，支持社区养老服务机构建设学习点。发挥社区教育办学网络的作用，办好家门口的老年教育。依托国家开放大学筹建国家老年大学，搭建全国老年教育资源共享和公共服务平台。推动各地开放大学举办"老年开放大学"，鼓励老年教育机构开展在线老年教育。创新机制，推动部门、行业企业、高校举办的老年大学面向社会开放办学。

（二十一）鼓励老年人继续发挥作用。

加强老年人就业服务。鼓励各地建立老年人才信息库，为有劳动意愿的老年人提供职业介绍、职业技能培训和创新创业指导服务。健全相关法律法规和政策，保障老年人劳动就业权益和创业权益。支持老年人依法依规从事经营和生产活动，兴办社会公益事业。按照单位按需聘请、个人自愿劳动原则，鼓励专业技术人才合理延长工作年限。

促进老年人社会参与。在全社会倡导积极老龄观，引导老年人根据自身情况，积极参与家庭、社区和社会发展。积极开展"银龄行动"，支持老年人参与文明实践、公益慈善、志愿服务、科教文卫等事业。建设高层次老年人才智库，在调查研究、咨询建言等方面发挥作用。鼓励和引导老年人在城乡社区建立基层老年协会等基层老年社会组织，搭建自我服务、自我管理、自我教育平台。指导和促进基层老年社会组织规范化建设。

专栏 7　基层老年协会规范化建设行动

> 发挥基层党组织作用，加强基层老年协会党建工作，改善基层老年协会活动设施和条件，加强骨干培训和活动指导。通过政府购买服务等方式，引入专业社会工作者、社会组织等对基层老年协会进行培育孵化，打造一批规范化、专业化基层老年协会。做好基层老年协会的登记（备案）工作，推动各地制定切实可行的具体监管措施，加强规范管理。

（二十二）丰富老年人文体休闲生活。

扩大老年文化服务供给。改扩建或新建一批老年公共文体活动场所，支持通过公建民营、委托经营、购买服务等方式提高运营效率。鼓励编辑出版适合老年人的大字本图书，加强弘扬孝亲敬老美德的艺术作品创作，在广播电视和互联网播放平台增加播出，推出养老相关公益广告。搭建老年文化活动交流展示平台，支持老年文化团体和演出队伍登上乡村、社区舞台。鼓励和支持电影院、剧场等经营性文化娱乐场所增加面向老年人的优惠时段。

支持老年人参与体育健身。在体育公园、全民健身中心等公共体育设施布局中充分考虑老年人健身需求，加强配套运动场所和设施的规划建设。鼓励开发适合老年人的体育健身项目，搭建平台组织相关赛事和锻炼展示活动。发布老年人科学健身活动指南，根据差异化的身体素质推荐适合的运动项目和锻炼强度，推广中国传统保健体育运动。鼓励建立老年人全民健身志愿服务队伍，指导和帮助老年人科学开展各类体育健身项目。营造良性的体育健身消费环境，鼓励推出适合老年人的体育服装、锻炼器材等产品以及健身指导、竞赛参与等服务。

促进养老和旅游融合发展。引导各类旅游景区、度假区加强适老化建设和改造，建设康养旅游基地。鼓励企业开发老年特色旅游产品，拓展老年医疗旅游、老年观光旅游、老年乡村旅游等新业态。支持社会力量建设旅居养老旅游服务设施，结合各地自然禀赋，形成季节性地方推介目录，加强跨区域对接联动，打造旅居养老旅游市场。以健康状况取代年龄约束，修改完善相关规定。

九、营造老年友好型社会环境

（二十三）传承弘扬家庭孝亲敬老传统美德。

巩固和增强家庭养老功能。在全社会开展人口老龄化国情教育，积极践行社会主义核心价值观，传承弘扬"百善孝为先"的中华民族传统美德。建立常态化指导监督机制，督促赡养人履行赡养义务，防止欺老虐老弃老问题发生，将有能力赡养而拒不赡养老年人的违法行为纳入个人社会信用记录。支持地方制定具体措施，推动解决无监护人的特殊困难老年人监护保障问题。

完善家庭养老支持政策体系。将家庭照护者纳入养老护理员职业技能培训等范围，支持有关机构、行业协会开发公益课程并利用互联网平台等免费开放，依托基层群众性自治组织等提供指导，帮助老年人家庭成员提高照护能力。支持有条件的地区对分散供养特困人员中的高龄、失能、残疾老年人家庭实施居家适老化改造，配备辅助器具和防走失装置等设施设备。探索设立独生子女父母护理假制度。探索开展失能老年人家庭照护者"喘息服务"。

专栏8 中华孝亲敬老文化传承和创新工程

> 每年在重阳节当月开展为期一个月的"敬老月"活动，广泛组织动员政府部门、社会组织、企事业单位和家庭个人，以走访慰问、权益维护、文化活动、志愿服务、主题宣传等多种方式，为老年人办实事、做好事、献爱心。
>
> 每年举办一次中华孝亲敬老文化传承和创新大会。持续开展全国"敬老文明号"创建和全国敬老爱老助老模范人物评选，营造养老孝老敬老社会氛围。
>
> 深入开展人口老龄化国情教育，增强全社会人口老龄化国情意识，推动形成积极应对人口老龄化广泛共识。

（二十四）推进公共环境无障碍和适老化改造。

提升社区和家庭适老化水平。有序推进城镇老旧小区改造，完成小区路面平整、出入口和通道无障碍改造、地面防滑处理等，在楼梯沿墙加装扶手，在楼层间安装挂壁式休息椅等，做好应急避险等安全防护。有条件的小区可建设凉亭、休闲座椅等。完善社区卫生服务中心、社区综合服务设施等的适老化改造。推动将适老化标准融入农村人居环境建设。鼓励有条件的地方对经济困难的失能、残疾、高龄等老年人家庭实施无障碍和适老化改造。

推动公共场所适老化改造。大力推进无障碍环境建设。加大城市道路、交通设施、公共交通工具等适老化改造力度，在机场、火车站、三级以上汽车客运站等公共场所为老年人设置专席以及绿色通道，加强对坡道、电梯、扶手等的改造，全面发展适老型智能交通体系，提供便捷舒适的老年人出行环境。推动街道乡镇、城乡社区公共服务环境适老化改造。

（二十五）建设兼顾老年人需求的智慧社会。

完善传统服务保障措施。对医疗、社保、民政、金融、电信、邮政、出入境、生活缴费等高频服务事项，设置必要的线下办事渠道并向基层延伸。公共服务场所应保留人工窗口和电话专线，为老年人保留一定数量的线下名额。加强身份证信息归集和数据互联互通，在更多领域推广"一证通行"。定期开展拒收现金专项治理。

推进智能化服务适应老年人需求。依托全国一体化政务服务平台，推进政务数据共享，优化线上线下政务服务，让老年人办事少跑腿。持续推进互联网网站、移动互联网应用适老化改造，优化界面交互、内容朗读、操作提示、语音辅助等功能，鼓励企业提供相关应用的"关怀模式"、"长辈模式"，将无障碍改造纳入日常更新维护。支持终端设备制造商、应用产品提供商、养老服务机构联动，促进上下游功能衔接。以市场力量为主体推动出台一批智能技术适老化改造标准。组织开展老年人运用智能技术教育培训，通过体验学习、尝试应用、经验交流、互助帮扶等，引导老年人了解新事物、体验新科技、运用新技术。严厉打击电信网络诈骗等违法犯罪行为。

长效解决"数字鸿沟"难题。发挥解决老年人运用智能技术困难工作部际联席会议制度作用，总结各地创新经验和举措，及时推广并适时形成政策文件。组织开展第三方评估，对各地公共服务适老化程度进行评价，相关结果纳入积极应对人口老龄化综合评估。

> 在全国城乡社区普遍开展老年人运用智能技术教育培训。研究编制一批老年人运用智能技术教育培训教材，鼓励老年人家庭成员、相关社会组织加强对老年人的培训。遴选培育一批智慧助老志愿服务团队，为老年人运用智能技术提供志愿培训和服务。加强智慧助老公益宣传，营造帮助老年人解决运用智能技术困难的良好氛围。

（二十六）培育敬老爱老助老社会风尚。

营造良好社会氛围。健全老年人权益保障机制，加强老龄法治建设，加大普法宣传教育力度。鼓励各地争创积极应对人口老龄化重点联系城市，开展全国示范性老年友好型社区创建活动，将老年友好型社会建设情况纳入文明城市评选的重要内容。加强老年人优待工作，鼓励各地推广与当地文化风俗、经济社会发展水平相适应的敬老爱老优待服务和活动。

积极发挥多方合力。建立健全为老志愿服务项目库，鼓励机构开发志愿服务项目，支持公益慈善类社会组织参与，引导在校生志愿服务和暑期实践、相关专业学生社会实习、社会爱心人士志愿服务等与老年人生活服务、健康服务、精神慰藉、法律援助等需求有效对接。围绕关爱老年人开展慈善募捐、慈善信托等慈善活动，依法加强对慈善组织和慈善活动的扶持和监管。

十、增强发展要素支撑体系

（二十七）推动有关培训疗养机构转型发展养老服务。

加大改革力度。按照"脱钩是原则、保留是例外"的要求，推动党政机关等所属培训疗养机构撤销或脱钩，资产统一划转至负责接收的国有企业，整合资源、统筹规划、整体转型。坚持"应改尽改、能转则转"的原则，推动党政机关、国有企事业单位所属培训疗养机构主要转型为普惠型养老服务设施，不得以养老名义经营其他业务。各地要建立绿色通道，本着尊重历史的原则，积极协调解决培训疗养机构转型问题。

强化示范引领。将培训疗养机构数量较多、分布集中的北京、大连、青岛、深圳、成都、杭州、秦皇岛、苏州、扬州、九江等确定为重点联系城市，支持更多符合条件的培训疗养机构转型，打造一批转型优质项目，纳入普惠养老专项行动，争取在 2022 年年底前基本投入运营。制定北戴河地区培训疗养机构转型发展养老服务规划，建设北戴河地区培训疗养机构转型发展养老服务集中示范区。

（二十八）完善用地用房支持政策。

科学规划布局新增用地。根据人口结构现状和老龄化发展趋势，因地制宜提出养老服务设施用地的规模、标准和布局。科学编制供地计划，分阶段供应规划确定的养老服务设施用地，并落实到年度建设用地供应计划，做到应保尽保。涉及新增建设用地的，在土地利用年度计划中优先予以安排。制定支持发展养老服务业的土地政策，以多种方式供应养老服务设施用地。

优化存量设施利用机制。在符合规划的前提下，支持利用存量场所改建养老服务设施，进一步简化和优化存量土地用途的变更程序。利用存量商业服务用地开展养老服务的，允许按照适老化设计要求适当放宽户均面积、租赁期限等土地和规划要求。养老服务机构所使用存量房屋在符合规划且不改变用地主体的条件下适用过渡期政策，五年内继续按原用途和权利类型使用土地。研究制定过渡期后顺畅接续的政策措施，稳定养老服务机构预期。出台支持依法利用集体建设用地发展养老服务的实施细则和工作指引，由养老服务机构与村集体约定土地使用和收益分配方案。

（二十九）强化财政资金和金融保障。

强化支持老龄事业发展和养老服务的资金保障。适应今后一段时期老龄事业发展的资金需求，完善老龄事业发展财政投入政策和多渠道筹资机制，继续加大中央预算内投资支持力度。民政部本级和地方各级政府用于社会福利事业的彩票公益金要加大倾斜力度，自 2022 年起将不低于 55%的资金用于支持发展养老服务。鼓励地方在养老服务设施建设中同步考虑运营问题，确保后续发展可持续。各地要根据本地实际，研究制定可操作的运营补贴等激励政策，引导各类养老服务机构优先接收特殊困难老年人，鼓励对接收外地老年人的机构同等适用相应补贴政策。

推动税费优惠举措落地。落实落细支持养老服务发展的税费优惠政策。落实养老服务机构用电、用水、用气、用热享受居民价格政策，不得以土地、房屋性质等为理由拒绝执行相关价格政策，因难以计量等操作性原因无法执行的，探索应用大数据等技术手段予以解决。

拓宽金融支持养老服务渠道。鼓励金融机构按照市场化、法治化原则，提供差异化信贷支持，满足养老服务机构合理融资需求。鼓励探索以应收账款、动产、知识产权、股权等抵质押贷款，满足养老服务机构多样化融资需求。在依法合规、风险可控的前提下，审慎有序探索养老服务领域资产证券化，支持保险资金加大对养老服务业的投资力度，支持保险机构开发相关责任险及机构运营相关保险。

（三十）加强人才队伍建设。

完善人才激励政策。完善养老机构等级评定、质量评价等政策，鼓励聘用取得职业技能等级证书的养老护理员，推动行业专业化发展。完善养老护理员薪酬待遇和社会保险政策。建立基于岗位价值、能力素质、业绩贡献的工资分配机制，科学评价技能水平和业绩贡献，强化技能价值激励导向，促进养老护理员工资合理增长。对符合条件的养老护理员按规定给予职业技能鉴定补贴。支持城乡未继续升学初高中毕业生、农村转移就业劳动者、城镇登记失业人员等从事养老服务业，引导其取得职业技能等级证书，按规定获得补贴。建立健全从业人员和为老志愿服务激励褒扬机制。通过职业技能大赛等途径加大社会宣传，支持地方探索将行业紧缺、高技能的养老服务从业者纳入人才目录、积分落户、市民待遇等政策范围加以优待。

拓宽人才培养途径。优化养老服务专业设置，结合行业发展新业态，动态调整增设相关专业并完善教学标准体系，引导普通高校、职业院校、开放大学、成人高校等加大养老服务人才培养力度。积极稳妥推进1+X证书（"学历证书+若干职业技能等级证书"）制度。大力推进养老领域产教融合，培育一批产教融合型养老企业，支持院校和优质机构共建合办养老服务实训基地，探索将有条件的养老机构发展成实习实训点。大力发展老年学、养老服务管理、健康服务与管理、中医养生学相关专业本科教育。引导有条件的高校开设老年学、老年医学、老年护理学、老年心理学、老年社会学、老年营养学、老年服务与管理、老年社会工作等课程，鼓励高校自主培养积极应对人口老龄化相关领域的高水平人才，加大新技术新应用新业态的引才用人力度，为智慧健康养老、老龄科研、适老化产品研发制造等领域培养引进和储备专业人才。落实医师区域注册制度，鼓励医务人员到医养结合机构（同时具备医疗卫生资质和养老服务能力的医疗卫生机构或养老机构）执业。在养老机构举办的医疗机构中工作的医务人员，可参照执行基层医务人员相关激励政策。

养老服务人才队伍扩容。积极增设养老服务相关本科专业，支持有条件的普通高校增设老年学、养老服务管理等专业。动态调整养老服务领域职业教育专业目录，支持有条件的职业院校开设养老服务相关专业，扩大养老服务技术技能人才培养规模。

老年医学人才队伍培养。对全国二级及以上综合性医院老年医学科和医养结合机构的1万名骨干医护人员、国家安宁疗护试点市（区）从事安宁疗护工作的5 000名骨干医护人员，开展诊疗知识和技能培训。加强临床医学硕士专业学位老年医学领域研究生临床能力培养。在基层医疗卫生人员招聘、使用和培养等方面向医养结合机构倾斜，鼓励医养结合机构为有关院校提供学生实习岗位。将老年医学、护理、康复等医学人才纳入卫生健康紧缺人才培养。开展相关人才培训，提升医养结合服务能力，依托现有资源设立一批医养结合培训基地。

为老服务人才队伍提质。在一流本科专业建设中加大对养老服务相关专业的支持力度，引领带动养老服务相关专业建设水平和人才培养质量整体提升。完善和发布一批养老服务相关专业教学标准。加强养老服务领域职业教育教学资源建设，遴选一批优秀课程和教材，持续推动职业院校深化养老服务领域教师、教材、教法改革。积极稳妥推进1+X证书制度，推进老年照护等职业技能等级培训及考核工作。

十一、维护老年人合法权益

（三十一）加强市场主体行为监管。

落实市场主体信用承诺。建立健全养老服务机构备案信用承诺制度，备案申请人书面承诺养老服务机构按照有关法律法规和国家标准开展活动，书面承诺向社会公开，履约情况记入信用记录。督促养老服务机构落实主体责任，主动防范消除本机构在建筑、消防、食品、医疗卫生等方面的风险隐患，提高养老服务、安全管理、风险防控的能力和水平。

加强市场秩序监管。对未依法取得营业执照以市场主体名义从事养老服务经营活动、未经登记擅自以社会服务机构名义开展养老服务活动、未经登记管理机关核准登记擅自以事业单位法人名义开展养老服务活动等无证无照违法经营行为，加大依法打击查处力度。严禁利用养老服务机构设施和场地开展与养老服务无关的活动。指导养老服务机构按照国家有关规定和当事方协议约定提供服务，建立纠纷协商调解机制，引导老年人及其代理人依法维权。

（三十二）引领全行业规范健康发展。

健全养老服务综合监管制度。加强协同监管，健全各部门协调配合机制，实现违法线索互联、监管标准互通、处理结果互认，避免多头多层重复执法，切实减轻养老服务机构和从业人员负担。加强对养老服务机构的行为监管，严防欺老虐老行为。利用大数据分析等多种手段，创新开展智能监管，推动行业自律。建立"养老服务+信用"机制，充分运用全国信用信息共享平台、国家企业信用信息公示系统、中国社会组织政务服务平台，建立覆盖养老服务机构、从业人员的信用管理体系。

优化养老服务营商环境。完善养老机构备案办事指南，优化办事流程，实施并联服务，明确办理时限，推进"马上办、网上办、就近办"。制定养老服务领域政务服务事项清单，建立健全"好差评制度"，持续改进提升政务服务质量。推进要素市场制度建设，实现要素价格市场决定、流动自主有序、配置高效公平。

推进养老服务标准化建设。加快养老服务领域标准的制修订，研究制定一批与国际接轨、体现中国特色、适应服务管理需要的养老服务标准。加快建立全国统一的养老服务质量标准、等级评定与认证体系，推动养老机构服务安全基本规范、服务质量基本规范、等级划分与评定等国家标准的实施，引导养老服务机构通过养老服务质量认证。鼓励各地因地制宜制定养老服务相关地方标准，鼓励社会组织自主制定高于国家标准、行业标准技术要求的养老服务相关团体标准。积极参与养老服务领域国际标准化活动。支持养老服务领域行业组织和机构开展标准化管理。

（三十三）加强老年人消费权益保护。

切实防范各类侵权风险。加大联合执法力度，严厉查处老年人产品和服务消费领域的侵权行为，特别是向老年人欺诈销售各类产品和服务的违法行为。广泛开展老年人识骗防骗宣传教育活动，提升老年人抵御欺诈销售的意识和能力。加大养老诈骗重点防范和整治工作力度，做好政策宣传和风险提示，对涉嫌犯罪的依法打击。完善养老服务领域预付费管理制度，探索建立对预付费的资金监管机制。加强对金融机构开展养老服务领域金融产品和服务创新的监管。完善养老服务机构退出机制，指导退出机构妥善做好老年人服务协议解除、安置等工作，建立健全养老服务机构关停等特殊情况应急处置机制。

加强涉老矛盾纠纷化解和法律援助。充分发挥基层党组织、基层群众性自治组织、相关社会组织的作用，做好涉老矛盾纠纷预警、排查、化解。建立适老型诉讼服务机制。倡导律师事务所、公证机构、基层法律服务机构为老年人减免法律服务费用，为行动不便的老年人提供上门服务。做好特殊困难老年人的法律服务、法律援助和司法救助。完善老年人监护制度。

规范中高端机构养老发展。对建设、销售以老年人为主要居住群体的住宅或居住小区，要坚持以服务为本的功能定位，鼓励地方建立监管机制，落实信用承诺，强化日常监管，确保经营健康稳定可持续，严禁以养老之名"跑马圈地"。

十二、实施保障

（三十四）加强党的领导。

坚持党的集中统一领导，充分发挥党总揽全局、协调各方的领导核心作用，为规划实施提供坚强保障。强化各地落实规划的主体责任，加强对规划实施的组织、协调和督导，将本规划主要任务指标纳入当地经济社会发展规划，纳入为民办实事项目，纳入政府工作议事日程和目标责任考核内容。

（三十五）完善法治保障。

落实依法治国要求，依法保障老年人合法权益，推动制定养老服务法，构建以老年人权益保障、养老服务等法律为统领，行政法规、部门规章、规范性文件为主体，相关标准为支撑的养老服务政策法律体系，实现养老服务有法可依、有法必依。发挥养老服务法规在保护当事人权益、维护市场秩序、规范合同管理、调解处理服务纠纷等方面的重要作用。

（三十六）强化组织协调。

各省（自治区、直辖市）要根据人口老龄化发展形势，制定实施专项规划，加强与相关规划衔接。各级老龄工作委员会要发挥统筹协调作用，推动老龄工作委员会各成员单位履职尽责，形成工作合力。发挥养老服务联席会议制度作用，推进养老服务体系建设，强化区域养老服务资源统筹管理。支持城市群、都市圈打造养老服务体系一体化建设格局，形成服务能力衔接、产业发展协同的合作区域。支持大型城市和区域中心城市推动养老产业集聚发展，充分发挥辐射带动和示范作用。推动以地级行政区为单位制定"整体解决方案"，将老龄事业发展和养老服务体系建设纳入经济社会发展全局中通盘考虑，全方位整合资源力量，充分调动各方积极性，推动兜底性、普惠型、多样化三种路径协同发展。

地方层面制定实施方案。地方党委和政府结合本地区人口老龄化发展形势、经济社会发展水平、风土人情等，制定实施养老服务"整体解决方案"，重点包括建立工作机制、明确发展目标、加强财力支撑、完善要素保障、创新支持政策、设计运行机制等内容，体现系统性、科学性、可持续性。

国家层面共同行动。国家发展改革委、民政部、国家卫生健康委加强指导，对于"整体解决方案"含金量高的地方，在中央预算内投资、企业债券等方面加大支持力度，将养老服务领域符合条件的建设项目纳入地方政府专项债券支持范围，将所在地项目向优质养老服务企业和战略合作金融机构重点推介，通过老龄产业白皮书、大型论坛、现场经验交流会等方式积极推广。

（三十七）健全数据支撑。

建立完善老龄事业统计指标体系，定期发布国家老龄事业发展公报。持续开展城乡老年人生活状况抽样调查。依据养老产业统计分类，开展养老产业认定方法研究，推进重要指标年度统计。统筹养老服务领域政务和社会数据资源，加强部门间涉老数据信息共享，依托国家人口基础信息库等，汇聚老年人社会保障、养老服务机构、养老从业人员等基本数据集，建设公众需求牵引、政府监督管理、社会力量参与的全国养老数据资源体系。完善电子健康档案和电子病历数据库，加强疾病预测预警，提供老年人健康管理的个性化服务。鼓励和引导多元主体积极参与老年健康监测能力建设，为老年健康状况评估和疾病防治提供信息支持。积极利用智库和第三方力量，加强基础性研究，促进多学科交叉融合，开展老龄化趋势预测和养老产业前景展望，通过发布年度报告、白皮书等形式服务产业发展，引导社会预期。健全老龄事业重大决策专家咨询制度。

（三十八）深化国际合作。

全面放开养老服务市场，广泛开展国际交流与合作，推动落实一批具有技术先进性、理念创新性、模式带动性的示范合作项目，支持我国优质产品和服务走出去。推动建立健全双多边合作机制，探索与老龄化程度较高国家及相关国际组织开展合作，加强政策交流、项目对接、人才培养、学术研究等务实合作，以应对人口老龄化国际合作推动"一带一路"民心相通。

（三十九）落实评估考核。

国家发展改革委、民政部、国家卫生健康委会同有关部门，加强对各地的指导、督促，及时检查并向国务院报告本规划落实工作进展情况。搭建社会监督平台，健全第三方评估机制，适时对本规划执行情况进行评估，及时发现和解决突出问题。县级以上地方政府要按照本规划要求，结合实际情况，细化相关指标，推进任务落实，确保责任到位、工作到位、投入到位、见到实效。鼓励各地积极探索，勇于创新，创造性地开展工作。

附录3 《卫生健康委 发展改革委 教育部 民政部 财政部 人力资源社会保障部 医保局 中医药局 关于建立完善老年健康服务体系的指导意见》

各省、自治区、直辖市人民政府，国务院各部委、各直属机构：

当前，我国老年人口规模持续扩大，对健康服务的需求愈发迫切，为解决老年健康服务体系不健全，有效供给不足，发展不平衡不充分的问题，建立完善符合我国国情的老年健康服务体系，满足老年人日益增长的健康服务需求，根据《"健康中国2030"规划纲要》，经国务院同意，现提出如下意见。

一、总体要求

（一）指导思想

以习近平新时代中国特色社会主义思想为指导，全面贯彻党的十九大和十九届二中、三中全会精神，深入贯彻落实全国卫生与健康大会精神，以维护老年人健康权益为中心，以满足老年人健康服务需求为导向，大力发展老年健康事业，着力构建包括健康教育、预防保健、疾病诊治、康复护理、长期照护、安宁疗护的综合连续、覆盖城乡的老年健康服务体系，努力提高老年人健康水平，实现健康老龄化，建设健康中国。

（二）基本原则

健康引领，全程服务。以大卫生、大健康的理念引领老年健康服务体系建设，将健康融入所有政策，着眼生命全过程，对影响健康的因素进行干预，提供综合连续的全程服务。

兜底保障，公平可及。以基层为重点，提高服务效能，保障经济困难的失能（含失智）、计划生育特殊家庭老年人的基本健康服务。促进资源优化配置，逐步缩小城乡、区域差距，促进老年健康服务公平可及。

政策支持，激发活力。履行政府在制定规划和政策、引导投入等方面的职责，发挥市场在资源配置中的决定性作用，激发市场活力，鼓励社会参与，满足多层次、多样化的老年健康服务需求。

统筹资源，共建共享。统筹政府各部门、社会各方面资源，动员引导全社会广泛参与，共同促进老年健康服务发展，实现共建共享。

（三）主要目标

到 2022 年，老年健康相关制度、标准、规范基本建立，老年健康服务机构数量显著增加，服务内容更加丰富，服务质量明显提升，服务队伍更加壮大，服务资源配置更趋合理，综合连续、覆盖城乡的老年健康服务体系基本建立，老年人的健康服务需求得到基本满足。

二、主要任务

（一）加强健康教育

利用多种方式和媒体媒介，面向老年人及其照护者开展健康教育活动，内容包括营养膳食、运动健身、心理健康、伤害预防、疾病预防、合理用药、康复护理、生命教育和中医养生保健等，促进老年人形成健康生活方式，提高老年人健康素养。积极开展中医药膳食疗科普等活动，推广中医传统运动项目，加强中医药健康养生养老文化宣传。开展老年健康宣传周等活动，宣传老年健康科学知识和相关政策，营造关心支持老年健康的社会氛围。老年大学和老年教育机构要将健康教育纳入课程体系和教学内容。依托社区服务中心、基层老龄协会、老年大学等，鼓励老年人积极参与社会活动，自觉主动维护身心健康。（国家卫生健康委、教育部、工业和信息化部、民政部、农业农村部、广电总局、体育总局、国家中医药局、中国老龄协会按职责分工负责）

（二）加强预防保健

建立健全老年健康危险因素干预、疾病早发现早诊断早治疗、失能预防三级预防体系。落实国家基本公共卫生服务项目，加强老年人健康管理，提供生活方式和健康状况评估、体格检查、辅助检查和健康指导服务，将老年人健康管理作为基本公共卫生服务项目绩效评价的重要内容，把老年人满意度作为重要评价指标，县（市、区）卫生健康行政部门要落实对绩效评价的主体责任，每年组织开展一次绩效评价。以老年人为重点，做实家庭医生签约服务。开展老年人营养改善行动，监测、评价和改善老年人营养状况。加强老年人群重点慢性病的早期筛查、早期干预及分类管理，积极开展阿尔茨海默病、帕金森病等神经退行性疾病的早期筛查和健康指导。实施失能预防项目，宣传失能预防核心信息，降低老年人失能发生率。加强适老环境建设和改造，减少老年人意外伤害。重视老年人心理健康，完善精神障碍类疾病的早期预防及干预机制，针对抑郁、焦虑等常见精神障碍和心理行为问题，开展心理健康状况评估和随访管理，为老年人特别是有特殊困难的老年人提供心理辅导、情绪纾解、悲伤抚慰等心理关怀服务。（国家卫生健康委、工业和信息化部、民政部、财政部、住房城乡建设部、国家中医药局按职责分工负责）

（三）加强疾病诊治

完善老年医疗资源布局，建立健全以基层医疗卫生机构为基础，老年医院和综合性医院老年医学科为核心，相关教学科研机构为支撑的老年医疗服务网络。有条件的二级及以上综合性医院要开设老年医学科，到2022年，二级及以上综合性医院设立老年医学科的比例达到50%。各地可根据实际，加大老年医院建设力度。重视老年人综合评估和老年综合征诊治，推动老年医疗服务从以疾病为中心的单病种模式向以患者为中心的多病共治模式转变。强化老年人用药保障，开展老年人用药使用监测，加强老年人用药指导，建立老年慢性疾病长期处方制度。开展社区和居家中医药健康服务，促进优质中医药资源向社区、家庭延伸。

全面落实老年人医疗服务优待政策，医疗机构普遍建立老年人挂号、就医绿色通道，优化老年人就医流程，为老年人看病就医提供便利服务。开展老年友善医疗卫生机构创建活动，推动医疗卫生机构开展适老化改造，开展老年友善服务，到2022年，80%以上的综合性医院、康复医院、护理院和基层医疗卫生机构成为老年友善医疗卫生机构。鼓励医疗卫生机构为居家失能老年人提供家庭病床、巡诊等上门医疗服务。（国家卫生健康委、国家发展改革委、财政部、国家中医药局按职责分工负责）

（四）加强康复和护理服务

充分发挥康复医疗在老年医疗服务中的作用，为老年患者提供早期、系统、专业、连续的康复医疗服务。大力发展老年护理服务，建立完善以机构为支撑、社区为依托、居家为基础的老年护理服务网络。开展中医特色老年人康复、护理服务。加强护理、康复医疗机构建设，鼓励医疗资源丰富的地区将部分公立医疗机构转型为护理、康复医疗机构，鼓励二级及以上综合性医院设立康复医学科，提高基层医疗卫生机构的康复、护理床位占比。支持农村医疗卫生机构利用现有富余编制床位开设康复、护理床位。到2022年，基层医疗卫生机构护理床位占比达到30%。（国家卫生健康委、国家发展改革委、民政部、财政部、国家中医药局按职责分工负责）

（五）加强长期照护服务

探索建立从居家、社区到专业机构的失能老年人长期照护服务模式。实施基本公共卫生服务项目，为失能老年人上门开展健康评估和健康服务。通过政府购买服务等方式，支持社区嵌入式为老服务机构发展。依托护理院（站）、护理中心、社区卫生服务中心、乡镇卫生院等医疗卫生机构以及具备提供长期照护服务能力的社区日间照料中心、乡镇敬老院等养老机构，为失能老年人提供长期照护服务。鼓励各地通过公建民营、政府购买服务、发放运营补贴等方式，支持各类医养结合机构接收经济困难的高龄失能老年人。

增加从事失能老年人护理工作的护士数量，鼓励退休护士从事失能老年人护理指导、培训和服务等工作。进一步开展职业技能培训和就业指导服务，充实长期照护服务队伍。面向居家失能老年人照护者开展应急救护和照护技能培训，提高家庭照护者的照护能力和水平。（国家卫生健康委、教育部、民政部、财政部、人力资源社会保障部按职责分工负责）

（六）加强安宁疗护服务

根据医疗机构的功能和定位，推动相应医疗卫生机构，按照患者"充分知情、自愿选择"的原则开展安宁疗护服务，开设安宁疗护病区或床位，有条件的地方可建设安宁疗护中心，加快安宁疗护机构标准化、规范化建设。积极开展社区和居家安宁疗护服务。探索建立机构、社区和居家安宁疗护相结合的工作机制，形成畅通合理的转诊制度。制定安宁疗护进入和用药指南。营利性医疗机构可自行确定安宁疗护服务内容和收费标准。非营利性医疗机构提供的安宁疗护服务，属于治疗、护理、检查检验等医疗服务的，按现有项目收费；属于关怀慰藉、生活照料等非医疗服务的，不作为医疗服务价格项目管理，收费标准由医疗机构自主确定。

建立完善安宁疗护多学科服务模式，为疾病终末期患者提供疼痛及其他症状控制、舒适照护等服务，对患者及家属提供心理支持和人文关怀。加强对公众的宣传教育，将生命教育纳入中小学校健康课程，推动安宁疗护理念得到社会广泛认可和接受。认真总结安宁疗护试点经验，稳步扩大试点。（国家卫生健康委、国家发展改革委、教育部、国家医保局按职责分工负责）

三、保障措施

（一）强化标准建设

制定老年人健康干预及评价标准。建立健全长期照护服务标准和管理规范，制定长期照护专业人员职业技能标准。制定老年医疗、康复、护理、安宁疗护等老年健康服务机构基本标准和服务规范，制定综合医院老年医学科建设和管理指南，制定老年友善医疗卫生机构标准。研究完善上门医疗护理和家庭病床服务的内容、标准、规范及收费和支付政策，建立健全保障机制，鼓励相关机构投保责任险、医疗意外险、人身意外险等，防范应对执业风险和人身安全风险，适当提高上门服务人员的待遇水平。（国家卫生健康委、民政部、人力资源社会保障部、市场监管总局、国家医保局、银保监会、中国残联按职责分工负责）

（二）强化政策支持

各地要积极出台实施扶持政策，在土地供应、政府购买服务等方面对老年健康服务发展予以支持和倾斜。鼓励社会力量举办老年医院、康复医院、护理院、安宁疗护中心等。加大对贫困地区老年健康服务机构建设的支持力度，推动实现城乡、区域老年健康服务均等化。全面建立经济困难的高龄、失能老年人补贴制度，并做好与长期护理保险制度的衔接。研究建立稳定可持续的筹资机制，推动形成符合国情的长期护理保险制度框架。（国家发展改革委、民政部、财政部、国家医保局、银保监会按职责分工负责）

（三）强化学科发展

推进老年医学研究中心、国家老年疾病临床医学研究中心等创新基地建设，打造高水平的技术创新与成果转化基地。加强老年健康相关科学研究，通过各级财政科技计划支持老年健康相关预防、诊断、治疗技术和产品研发。加强老年健康相关适宜技术研发与推广。引导普通高校和职业院校开设老年医学、药学、护理、康复、心理、安宁疗护等相关专业和课程，开展学历教育。（教育部、科技部、国家卫生健康委、国家中医药局按职责分工负责）

（四）强化队伍建设

加强老年健康人才培养，支持开展老年健康服务相关从业人员的继续教育，壮大老年健康人才队伍。加强老年健康促进、老年医学及其相关专业人员培训，建立培训机制，建设培训基地，提高相关人员的服务能力和水平。扩大老年护理服务队伍，补齐服务短板，到 2022 年基本满足老年人护理服务需求。完善老年健康相关职业资格认证制度和以技术技能价值激励为导向的薪酬分配体系，拓宽职业发展前景。（国家卫生健康委、教育部、民政部、人力资源社会保障部、国家中医药局按职责分工负责）

（五）强化信息支撑

充分利用人工智能等技术，研发可穿戴的老年人健康支持技术和设备，探索开展远程实时查看、实时定位、健康监测、紧急救助呼叫等服务。加强老年健康服务相关信息系统建设，促进各类健康数据的汇集和融合，整合信息资源，实现信息共享。积极探索"互联网+老年健康"服务模式，推动线上线下结合，开展一批智慧健康服务示范项目。（国家卫生健康委、工业和信息化部、民政部按职责分工负责）

（六）强化组织保障

建立政府主导、部门协作、社会参与的工作机制，各地各有关部门要高度重视老年健康服务体系建设，将其纳入经济社会发展相关规划，纳入深化医药卫生体制改革和促进养老、健康服务业发展的总体部署，结合实际制定老年健康服务体系建设的具体规划和实施办法。

卫生健康委　发展改革委
教育部　民政部
财政部　人力资源社会保障部
医保局　中医药局
2019 年 10 月 28 日

附录4 《国务院关于整合城乡居民基本医疗保险制度的意见》

各省、自治区、直辖市人民政府，国务院各部委、各直属机构：

整合城镇居民基本医疗保险（以下简称城镇居民医保）和新型农村合作医疗（以下简称新农合）两项制度，建立统一的城乡居民基本医疗保险（以下简称城乡居民医保）制度，是推进医药卫生体制改革、实现城乡居民公平享有基本医疗保险权益、促进社会公平正义、增进人民福祉的重大举措，对促进城乡经济社会协调发展、全面建成小康社会具有重要意义。在总结城镇居民医保和新农合运行情况以及地方探索实践经验的基础上，现就整合建立城乡居民医保制度提出如下意见。

一、总体要求与基本原则

（一）总体要求

以邓小平理论、"三个代表"重要思想、科学发展观为指导，认真贯彻党的十八大、十八届二中、三中、四中、五中全会和习近平总书记系列重要讲话精神，落实党中央、国务院关于深化医药卫生体制改革的要求，按照全覆盖、保基本、多层次、可持续的方针，加强统筹协调与顶层设计，遵循先易后难、循序渐进的原则，从完善政策入手，推进城镇居民医保和新农合制度整合，逐步在全国范围内建立起统一的城乡居民医保制度，推动保障更加公平、管理服务更加规范、医疗资源利用更加有效，促进全民医保体系持续健康发展。

（二）基本原则

1. 统筹规划、协调发展。要把城乡居民医保制度整合纳入全民医保体系发展和深化医改全局，统筹安排，合理规划，突出医保、医疗、医药三医联动，加强基本医保、大病保险、医疗救助、疾病应急救助、商业健康保险等衔接，强化制度的系统性、整体性、协同性。

2. 立足基本、保障公平。要准确定位，科学设计，立足经济社会发展水平、城乡居民负担和基金承受能力，充分考虑并逐步缩小城乡差距、地区差异，保障城乡居民公平享有基本医保待遇，实现城乡居民医保制度可持续发展。

3. 因地制宜、有序推进。要结合实际，全面分析研判，周密制订实施方案，加强整合前后的衔接，确保工作顺畅接续、有序过渡，确保群众基本医保待遇不受影响，确保医保基金安全和制度运行平稳。

4. 创新机制、提升效能。要坚持管办分开，落实政府责任，完善管理运行机制，深入推进支付方式改革，提升医保资金使用效率和经办管理服务效能。充分发挥市场机制作用，调动社会力量参与基本医保经办服务。

二、整合基本制度政策

（一）统一覆盖范围

城乡居民医保制度覆盖范围包括现有城镇居民医保和新农合所有应参保（合）人员，即覆盖除职工基本医疗保险应参保人员以外的其他所有城乡居民。农民工和灵活就业人员依法参加职工基本医疗保险，有困难的可按照当地规定参加城乡居民医保。各地要完善参保方式，促进应保尽保，避免重复参保。

（二）统一筹资政策

坚持多渠道筹资，继续实行个人缴费与政府补助相结合为主的筹资方式，鼓励集体、单位或其他社会经济组织给予扶持或资助。各地要统筹考虑城乡居民医保与大病保险保障需求，按照基金收支平衡的原则，合理确定城乡统一的筹资标准。现有城镇居民医保和新农合个人缴费标准差距较大的地区，可采取差别缴费的办法，利用2—3年时间逐步过渡。整合后的实际人均筹资和个人缴费不得低于现有水平。

完善筹资动态调整机制。在精算平衡的基础上，逐步建立与经济社会发展水平、各方承受能力相适应的稳定筹资机制。逐步建立个人缴费标准与城乡居民人均可支配收入相衔接的机制。合理划分政府与个人的筹资责任，在提高政府补助标准的同时，适当提高个人缴费比重。

（三）统一保障待遇

遵循保障适度、收支平衡的原则，均衡城乡保障待遇，逐步统一保障范围和支付标准，为参保人员提供公平的基本医疗保障。妥善处理整合前的特殊保障政策，做好过渡与衔接。

城乡居民医保基金主要用于支付参保人员发生的住院和门诊医药费用。稳定住院保障水平，政策范围内住院费用支付比例保持在75%左右。

进一步完善门诊统筹，逐步提高门诊保障水平。逐步缩小政策范围内支付比例与实际支付比例间的差距。

（四）统一医保目录

统一城乡居民医保药品目录和医疗服务项目目录，明确药品和医疗服务支付范围。各省（区、市）要按照国家基本医保用药管理和基本药物制度有关规定，遵循临床必需、安全有效、价格合理、技术适宜、基金可承受的原则，在现有城镇居民医保和新农合目录的基础上，适当考虑参保人员需求变化进行调整，有增有减、有控有扩，做到种类基本齐全、结构总体合理。完善医保目录管理办法，实行分级管理、动态调整。

（五）统一定点管理

统一城乡居民医保定点机构管理办法，强化定点服务协议管理，建立健全考核评价机制和动态的准入退出机制。对非公立医疗机构与公立医疗机构实行同等的定点管理政策。原则上由统筹地区管理机构负责定点机构的准入、退出和监管，省级管理机构负责制订定点机构的准入原则和管理办法，并重点加强对统筹区域外的省、市级定点医疗机构的指导与监督。

（六）统一基金管理

城乡居民医保执行国家统一的基金财务制度、会计制度和基金预决算管理制度。城乡居民医保基金纳入财政专户，实行"收支两条线"管理。基金独立核算、专户管理，任何单位和个人不得挤占挪用。

结合基金预算管理全面推进付费总额控制。基金使用遵循以收定支、收支平衡、略有结余的原则，确保应支付费用及时足额拨付，合理控制基金当年结余率和累计结余率。建立健全基金运行风险预警机制，防范基金风险，提高使用效率。

强化基金内部审计和外部监督，坚持基金收支运行情况信息公开和参保人员就医结算信息公示制度，加强社会监督、民主监督和舆论监督。

三、理顺管理体制

（一）整合经办机构

鼓励有条件的地区理顺医保管理体制，统一基本医保行政管理职能。充分利用现有城镇居民医保、新农合经办资源，整合城乡居民医保经办机构、人员和信息系统，规范经办流程，提供一体化的经办服务。完善经办机构内外部监督制约机制，加强培训和绩效考核。

（二）创新经办管理

完善管理运行机制，改进服务手段和管理办法，优化经办流程，提高管理效率和服务水平。鼓励有条件的地区创新经办服务模式，推进管办分开，引入竞争机制，在确保基金安全和有效监管的前提下，以政府购买服务的方式委托具有资质的商业保险机构等社会力量参与基本医保的经办服务，激发经办活力。

四、提升服务效能

（一）提高统筹层次

城乡居民医保制度原则上实行市（地）级统筹，各地要围绕统一待遇政策、基金管理、信息系统和就医结算等重点，稳步推进市（地）级统筹。做好医保关系转移接续和异地就医结算服务。根据统筹地区内各县（市、区）的经济发展和医疗服务水平，加强基金的分级管理，充分调动县级政府、经办管理机构基金管理的积极性和主动性。鼓励有条件的地区实行省级统筹。

（二）完善信息系统

整合现有信息系统，支撑城乡居民医保制度运行和功能拓展。推动城乡居民医保信息系统与定点机构信息系统、医疗救助信息系统的业务协同和信息共享，做好城乡居民医保信息系统与参与经办服务的商业保险机构信息系统必要的信息交换和数据共享。强化信息安全和患者信息隐私保护。

（三）完善支付方式

系统推进按人头付费、按病种付费、按床日付费、总额预付等多种付费方式相结合的复合支付方式改革，建立健全医保经办机构与医疗机构及药品供应商的谈判协商机制和风险分担机制，推动形成合理的医保支付标准，引导定点医疗机构规范服务行为，控制医疗费用不合理增长。

通过支持参保居民与基层医疗机构及全科医师开展签约服务、制定差别化的支付政策等措施，推进分级诊疗制度建设，逐步形成基层首诊、双向转诊、急慢分治、上下联动的就医新秩序。

（四）加强医疗服务监管

完善城乡居民医保服务监管办法，充分运用协议管理，强化对医疗服务的监控作用。各级医保经办机构要利用信息化手段，推进医保智能审核和实时监控，促进合理诊疗、合理用药。卫生计生行政部门要加强医疗服务监管，规范医疗服务行为。

五、精心组织实施，确保整合工作平稳推进

（一）加强组织领导

整合城乡居民医保制度是深化医改的一项重点任务，关系城乡居民切身利益，涉及面广、政策性强。各地各有关部门要按照全面深化改革的战略布局要求，充分认识这项工作的重要意义，加强领导，精心组织，确保整合工作平稳有序推进。各省级医改领导小组要加强统筹协调，及时研究解决整合过程中的问题。

（二）明确工作进度和责任分工

各省（区、市）要于2016年6月底前对整合城乡居民医保工作作出规划和部署，明确时间表、路线图，健全工作推进和考核评价机制，严格落实责任制，确保各项政策措施落实到位。各统筹地区要于2016年12月底前出台具体实施方案。综合医改试点省要将整合城乡居民医保作为重点改革内容，加强与医改其他工作的统筹协调，加快推进。

各地人力资源社会保障、卫生计生部门要完善相关政策措施，加强城乡居民医保制度整合前后的衔接；财政部门要完善基金财务会计制度，会同相关部门做好基金监管工作；保险监管部门要加强对参与经办服务的商业保险机构的从业资格审查、服务质量和市场行为监管；发展改革部门要将城乡居民医保制度整合纳入国民经济和社会发展规划；编制管理部门要在经办资源和管理体制整合工作中发挥职能作用；医改办要协调相关部门做好跟踪评价、经验总结和推广工作。

（三）做好宣传工作

要加强正面宣传和舆论引导，及时准确解读政策，宣传各地经验亮点，妥善回应公众关切，合理引导社会预期，努力营造城乡居民医保制度整合的良好氛围。

国务院

2016年1月3日

附录5 《中共中央 国务院关于加强新时代老龄工作的意见》

有效应对我国人口老龄化，事关国家发展全局，事关亿万百姓福祉，事关社会和谐稳定，对于全面建设社会主义现代化国家具有重要意义。为实施积极应对人口老龄化国家战略，加强新时代老龄工作，提升广大老年人的获得感、幸福感、安全感，现提出如下意见。

一、总体要求

（一）指导思想

以习近平新时代中国特色社会主义思想为指导，深入贯彻党的十九大和十九届二中、三中、四中、五中、六中全会精神，加强党对老龄工作的全面领导，坚持以人民为中心，将老龄事业发展纳入统筹推进"五位一体"总体布局和协调推进"四个全面"战略布局，实施积极应对人口老龄化国家战略，把积极老龄观、健康老龄化理念融入经济社会发展全过程，加快建立健全相关政策体系和制度框架，大力弘扬中华民族孝亲敬老传统美德，促进老年人养老服务、健康服务、社会保障、社会参与、权益保障等统筹发展，推动老龄事业高质量发展，走出一条中国特色积极应对人口老龄化道路。

（二）工作原则

——坚持党委领导、各方参与。在党委领导下，充分发挥政府在推进老龄事业发展中的主导作用，社会参与，全民行动，提供基本公益性产品和服务。充分发挥市场机制作用，提供多元化产品和服务。注重发挥家庭养老、个人自我养老的作用，形成多元主体责任共担、老龄化风险梯次应对、老龄事业人人参与的新局面。

——坚持系统谋划、综合施策。坚持应对人口老龄化和促进经济社会发展相结合，坚持满足老年人需求和解决人口老龄化问题相结合，确保各项政策制度目标一致、功能协调、衔接配套，努力实现老有所养、老有所医、老有所为、老有所学、老有所乐，让老年人共享改革发展成果、安享幸福晚年。

——坚持整合资源、协调发展。构建居家社区机构相协调、医养康养相结合的养老服务体系和健康支撑体系，大力发展普惠型养老服务，促进资源均衡配置。推动老龄事业与产业、基本公共服务与多样化服务协调发展，统筹好老年人经济保障、服务保障、精神关爱、作用发挥等制度安排。

——坚持突出重点、夯实基层。聚焦解决老年人健康养老最紧迫的问题，坚持保基本、促公平、提质量，尽力而为、量力而行，确保人人享有基本养老服务和公共卫生服务。推动老龄工作重心下移、资源下沉，推进各项优质服务资源向老年人的身边、家边和周边聚集，确保老龄工作有人抓、老年人事情有人管、老年人困难有人帮。

二、健全养老服务体系

（三）创新居家社区养老服务模式

以居家养老为基础，通过新建、改造、租赁等方式，提升社区养老服务能力，着力发展街道（乡镇）、城乡社区两级养老服务网络，依托社区发展以居家为基础的多样化养老服务。地方政府负责探索并推动建立专业机构服务向社区、家庭延伸的模式。街道社区负责引进助餐、助洁等方面为老服务的专业机构，社区组织引进相关护理专业机构开展居家老年人照护工作；政府加强组织和监督工作。政府要培育为老服务的专业机构并指导其规范发展，引导其按照保本微利原则提供持续稳定的服务。充分发挥社区党组织作用，探索"社区+物业+养老服务"模式，增加居家社区养老服务有效供给。结合实施乡村振兴战略，加强农村养老服务机构和设施建设，鼓励以村级邻里互助点、农村幸福院为依托发展互助式养老服务。

（四）进一步规范发展机构养老

各地要通过直接建设、委托运营、购买服务、鼓励社会投资等多种方式发展机构养老。加强光荣院建设。公办养老机构优先接收经济困难的失能（含失智，下同）、孤寡、残疾、高龄老年人以及计划生育特殊家庭老年人、为社会作出重要贡献的老年人，并提供符合质量和安全标准的养老服务。建立健全养老服务标准和评价体系，加强对养老机构建设和运营的监管。研究制定养老机构预收服务费用管理政策，严防借养老机构之名圈钱、欺诈等行为。

（五）建立基本养老服务清单制度

各地要根据财政承受能力，制定基本养老服务清单，对健康、失能、经济困难等不同老年人群体，分类提供养老保障、生活照料、康复照护、社会救助等适宜服务。清单要明确服务对象、服务内容、服务标准和支出责任，并根据经济社会发展和科技进步进行动态调整。2022年年底前，建立老年人能力综合评估制度，评估结果在全国范围内实现跨部门互认。

（六）完善多层次养老保障体系

扩大养老保险覆盖面，逐步实现基本养老保险法定人员全覆盖。尽快实现企业职工基本养老保险全国统筹。健全基本养老保险待遇调整机制，保障领取待遇人员基本生活。大力发展企业（职业）年金，促进和规范发展第三支柱养老保险。探索通过资产收益扶持制度等增加农村老年人收入。

三、完善老年人健康支撑体系

（七）提高老年人健康服务和管理水平

在城乡社区加强老年健康知识宣传和教育，提升老年人健康素养。做好国家基本公共卫生服务项目中的老年人健康管理和中医药健康管理服务。加强老年人群重点慢性病的早期筛查、干预及分类指导，开展老年口腔健康、老年营养改善、老年痴呆防治和心理关爱行动。提高失能、重病、高龄、低收入等老年人家庭医生签约服务覆盖率，提高服务质量。扩大医联体提供家庭病床、上门巡诊等居家医疗服务的范围，可按规定报销相关医疗费用，并按成本收取上门服务费。积极发挥基层医疗卫生机构为老年人提供优质中医药服务的作用。加强国家老年医学中心建设，布局若干区域老年医疗中心。加强综合性医院老年医学科建设，2025年二级及以上综合性医院设立老年医学科的比例达到60%以上。通过新建改扩建、转型发展，加强老年医院、康复医院、护理院（中心、站）以及优抚医院建设，建立医疗、康复、护理双向转诊机制。加快建设老年友善医疗机构，方便老年人看病就医。

（八）加强失能老年人长期照护服务和保障

完善从专业机构到社区、家庭的长期照护服务模式。按照实施国家基本公共卫生服务项目的有关要求，开展失能老年人健康评估与健康服务。依托护理院（中心、站）、社区卫生服务中心、乡镇卫生院等医疗卫生机构以及具备服务能力的养老服务机构，为失能老年人提供长期照护服务。发展"互联网+照护服务"，积极发展家庭养老床位和护理型养老床位，方便失能老年人照护。稳步扩大安宁疗护试点。稳妥推进长期护理保险制度试点，指导地方重点围绕进一步明确参保和保障范围、持续健全多元筹资机制、完善科学合理的待遇政策、健全待遇支付等相关标准及管理办法、创新管理和服务机制等方面，加大探索力度，完善现有试点，积极探索建立适合我国国情的长期护理保险制度。

（九）深入推进医养结合

卫生健康部门与民政部门要建立医养结合工作沟通协调机制。鼓励医疗卫生机构与养老机构开展协议合作，进一步整合优化基层医疗卫生和养老资源，提供医疗救治、康复护理、生活照料等服务。支持医疗资源丰富地区的二级及以下医疗机构转型，开展康复、护理以及医养结合服务。鼓励基层积极探索相关机构养老床位和医疗床位按需规范转换机制。根据服务老年人的特点，合理核定养老机构举办的医疗机构医保限额。2025年年底前，每个县（市、区、旗）有1所以上具有医养结合功能的县级特困人员供养服务机构。符合条件的失能老年人家庭成员参加照护知识等相关职业技能培训的，按规定给予职业培训补贴。创建一批医养结合示范项目。

四、促进老年人社会参与

（十）扩大老年教育资源供给

将老年教育纳入终身教育体系，教育部门牵头研究制定老年教育发展政策举措，采取促进有条件的学校开展老年教育、支持社会力量举办老年大学（学校）等办法，推动扩大老年教育资源供给。鼓励有条件的高校、职业院校开设老年教育相关专业和课程，加强学科专业建设与人才培养。编写老年教育相关教材。依托国家开放大学筹建国家老年大学，搭建全国老年教育资源共享和公共服务平台。创新机制，推动部门、行业企业、高校举办的老年大学面向社会开放办学。发挥社区党组织作用，引导老年人践行积极老龄观。

（十一）提升老年文化体育服务质量

各地要通过盘活空置房、公园、商场等资源，支持街道社区积极为老年人提供文化体育活动场所，组织开展文化体育活动，实现老年人娱乐、健身、文化、学习、消费、交流等方面的结合。培养服务老年人的基层文体骨干，提高老年人文体活动参与率和质量，文化和旅游、体育等部门要做好规范和管理工作。开发老年旅游产品和线路，提升老年旅游服务质量和水平。县（市、区、旗）应整合现有资源，设置适宜老年人的教育、文化、健身、交流场所。

（十二）鼓励老年人继续发挥作用

把老有所为同老有所养结合起来，完善就业、志愿服务、社区治理等政策措施，充分发挥低龄老年人作用。在学校、医院等单位和社区家政服务、公共场所服务管理等行业，探索适合老年人灵活就业的模式。鼓励各地建立老年人才信息库，为有劳动意愿的老年人提供职业介绍、职业技能培训和创新创业指导服务。深入开展"银龄行动"，引导老年人以志愿服务形式积极参与基层民主监督、移风易俗、民事调解、文教卫生等活动。发挥老年人在家庭教育、家风传承等方面的积极作用。加强离退休干部职工基层党组织建设，鼓励老党员将组织关系及时转入经常居住地，引导老党员结合自身实际发挥作用，做好老年人精神关爱和思想引导工作。全面清理阻碍老年人继续发挥作用的不合理规定。

五、着力构建老年友好型社会

（十三）加强老年人权益保障

各地在制定涉及老年人利益的具体措施时，应当征求老年人的意见。建立完善涉老婚姻家庭、侵权等矛盾纠纷的预警、排查、调解机制。加强老年人权益保障普法宣传，提高老年人运用法律手段保护权益意识，提升老年人识骗防骗能力，依法严厉打击电信网络诈骗等违法犯罪行为。完善老年人监护制度。倡导律师事务所、公证机构、基层法律服务机构为老年人减免法律服务费用，为行动不便的老年人提供上门服务。建立适老型诉讼服务机制，为老年人便利参与诉讼活动提供保障。

（十四）打造老年宜居环境

各地要落实无障碍环境建设法规、标准和规范，将无障碍环境建设和适老化改造纳入城市更新、城镇老旧小区改造、农村危房改造、农村人居环境整治提升统筹推进，让老年人参与社会活动更加安全方便。鼓励有条件的地方对经济困难的失能、残疾、高龄等老年人家庭，实施无障碍和适老化改造、配备生活辅助器具、安装紧急救援设施、开展定期探访。指导各地结合实际出台家庭适老化改造标准，鼓励更多家庭开展适老化改造。在鼓励推广新技术、新方式的同时，保留老年人熟悉的传统服务方式，加快推进老年人常用的互联网应用和移动终端、APP 应用适老化改造。实施"智慧助老"行动，加强数字技能教育和培训，提升老年人数字素养。

（十五）强化社会敬老

深入开展人口老龄化国情教育。实施中华孝亲敬老文化传承和创新工程。持续推进"敬老月"系列活动和"敬老文明号"创建活动，结合时代楷模、道德模范等评选，选树表彰孝亲敬老先进典型。将为老志愿服务纳入中小学综合实践活动和高校学生实践内容。加强老年优待工作，在出行便利、公交乘车优惠、门票减免等基础上，鼓励有条件的地方进一步拓展优待项目、创新优待方式，在醒目位置设置老年人优待标识，推广老年人凭身份证等有效证件享受各项优待政策。有条件的地方要积极落实外埠老年人同等享受本地优待项目。发挥广播电视和网络视听媒体作用，加强宣传引导，营造良好敬老社会氛围。

六、积极培育银发经济

（十六）加强规划引导

编制相关专项规划，完善支持政策体系，统筹推进老龄产业发展。鼓励各地利用资源禀赋优势，发展具有比较优势的特色老龄产业。统筹利用现有资金渠道支持老龄产业发展。

（十七）发展适老产业

相关部门要制定老年用品和服务目录、质量标准，推进养老服务认证工作。各地要推动与老年人生活密切相关的食品、药品以及老年用品行业规范发展，提升传统养老产品的功能和质量，满足老年人特殊需要。企业和科研机构要加大老年产品的研发制造力度，支持老年产品关键技术成果转化、服务创新，积极开发适合老年人使用的智能化、辅助性以及康复治疗等方面的产品，满足老年人提高生活品质的需求。鼓励企业设立线上线下融合、为老年人服务的专柜和体验店，大力发展养老相关产业融合的新模式新业态。鼓励商业保险机构在风险可控和商业可持续的前提下，开发老年人健康保险产品。市场监管等部门要加强监管，严厉打击侵犯知识产权和制售假冒伪劣商品等违法行为，维护老年人消费权益，营造安全、便利、诚信的消费环境。

七、强化老龄工作保障

（十八）加强人才队伍建设

加快建设适应新时代老龄工作需要的专业技术、社会服务、经营管理、科学研究人才和志愿者队伍。用人单位要切实保障养老服务人员工资待遇，建立基于岗位价值、能力素质、业绩贡献的工资分配机制，提升养老服务岗位吸引力。大力发展相关职业教育，开展养老服务、护理人员培养培训行动。对在养老机构举办的医疗机构中工作的医务人员，可参照执行基层医务人员相关激励政策。

（十九）加强老年设施供给

各地区各有关部门要按照《国家积极应对人口老龄化中长期规划》的要求，加强老年设施建设，加快实现养老机构护理型床位、老年大学（学校）等方面目标。各地要制定出台新建城区、新建居住区、老城区和已建成居住区配套养老服务设施设置标准和实施细则，落实养老服务设施设置要求。新建城区、新建居住区按标准要求配套建设养老服务设施实现全覆盖。到2025年，老城区和已建成居住区结合城镇老旧小区改造、居住区建设补短板行动等补建一批养老服务设施，"一刻钟"居家养老服务圈逐步完善。依托和整合现有资源，发展街道（乡镇）区域养老服务中心或为老服务综合体，按规定统筹相关政策和资金，为老年人提供综合服务。探索老年人服务设施与儿童服务设施集中布局、共建共享。

（二十）完善相关支持政策

适应今后一段时期老龄事业发展的资金需求，完善老龄事业发展财政投入政策和多渠道筹资机制，继续加大中央预算内投资支持力度，进一步提高民政部本级和地方各级政府用于社会福利事业的彩票公益金用于养老服务的比例。各地要统筹老龄事业发展，加大财政投入力度，各相关部门要用好有关资金和资源，积极支持老龄工作。研究制定住房等支持政策，完善阶梯电价、水价、气价政策，鼓励成年子女与老年父母就近居住或共同生活，履行赡养义务、承担照料责任。对赡养负担重的零就业家庭成员，按规定优先安排公益性岗位。落实相关财税支持政策，鼓励各类公益性社会组织或慈善组织加大对老龄事业投入。开展全国示范性老年友好型社区创建活动，将老年友好型社会建设情况纳入文明城市评选的重要内容。

（二十一）强化科学研究和国际合作

加大国家科技计划（专项、基金等）、社会科学基金等对老龄领域科技创新、基础理论和政策研究的支持力度。支持研究机构和高校设立老龄问题研究智库。推进跨领域、跨部门、跨层级的涉老数据共享，健全老年人生活状况统计调查和发布制度。积极参与全球及地区老龄问题治理，推动实施积极应对人口老龄化国家战略与落实2030年可持续发展议程相关目标有效对接。

八、加强组织实施

（二十二）加强党对老龄工作的领导

各级党委和政府要高度重视并切实做好老龄工作，坚持党政主要负责人亲自抓、负总责，将老龄工作重点任务纳入重要议事日程，纳入经济社会发展规划，纳入民生实事项目，纳入工作督查和绩效考核范围。加大制度创新、政策供给、财政投入力度，健全老龄工作体系，强化基层力量配备。发挥城乡基层党组织和基层自治组织作用，把老龄工作组织好、落实好，做到层层有责任、事事有人抓。建设党性坚强、作风优良、能力过硬的老龄工作干部队伍。综合运用应对人口老龄化能力评价结果，做好老龄工作综合评估。

（二十三）落实工作责任

全国老龄工作委员会要强化老龄工作统筹协调职能，加强办事机构能力建设。卫生健康部门要建立完善老年健康支撑体系，组织推进医养结合，组织开展疾病防治、医疗照护、心理健康与关怀服务等老年健康工作。发展改革部门要拟订并组织实施养老服务体系规划，推进老龄事业和产业发展与国家发展规划、年度计划相衔接，推动养老服务业发展。民政部门要统筹推进、督促指导、监督管理养老服务工作，拟订养老服务体系政策、标准并组织实施，承担老年人福利和特殊困难老年人救助工作。教育、科技、工业和信息化、公安、财政、人力资源社会保障、自然资源、住房城乡建设、商务、文化和旅游、金融、税务、市场监管、体育、医疗保障等部门要根据职责分工，认真履职，主动作为，及时解决工作中遇到的问题，形成齐抓共管、整体推进的工作机制。

（二十四）广泛动员社会参与

注重发挥工会、共青团、妇联、残联等群团组织和老年人相关社会组织、机关企事业单位的作用，结合各自职能开展老龄工作，形成全社会共同参与的工作格局。发挥中国老龄协会推动老龄事业发展的作用，提升基层老年协会能力。及时总结推广老龄工作先进典型经验。

中共中央　国务院
2021 年 11 月 18 日

后 记

    《六韬·文韬》记载："免人之死，解人之难，救人之患，济人之急者，德也，德之所在，天下归之。"敬老、爱老、助老既是中华民族的优秀传统，更是现代文明博爱思想的具体表现。我们针对健康老龄化背景下的社区老年人群医疗救助机制展开研究，既有助于优化完善地方医疗保障体系，满足人民群众日益增长的健康需求，又能丰富健康扶贫的研究内容，为我国的医疗制度创新提供理论支撑。

    本书从大健康的视角出发，聚集社区老年人医疗救助机制，旨在打通老年人就医在医疗与养老、社区与家庭的通路，针对社区老年人在社区医疗机构就医、社区养老机构护理和居家长期护理的各种医疗救助问题，提出合理的医疗救助建议和举措，切实缓解社区老年人就医难和护理难的现实压力。

    在本书撰写的过程中，我们参考了大量的国内外文献，力求方法科学、态度严谨；同时，也得到了来自各界人士的支持和鼓励。在此，向他们一并表示感谢。

    本书的撰写凝聚了多位作者的智慧和努力，每位作者都为本书的完成做出了重要的贡献。在此，我们也要特别感谢每位作者的辛勤付出和无私奉献。

    限于写作时间和作者水平，本书难免有所疏漏，不足之处还请专家读者批评指正，帮助我们进一步完善和改进相关内容。

    最后，本书的完成离不开大家的关心和支持，如果本书能对相关领域的研究工作和实践工作提供一点启示及帮助，我们将倍感荣幸。

    谢谢大家！

何孝崇

2024 年 4 月